indayi
i
edition

Die normalen Essgewohnheiten meiner Heimat Kamerun sind genaugenommen bereits ein Diätprogramm und medizinische Kur in einem. Das Essen ist vielseitig: vitamin- und mineralstoffreich, basisch, enthält viel frisches, pestizidfreies Gemüse und Obst, wird gut und scharf gewürzt, mit Chili, Ingwer und Kräutern, es gibt viel Fisch und gesundes Rindfleisch (die Rinder in Kamerun fressen nur Gras) und das Essen wird mit viel gesundem Pflanzenöl zubereitet — bevorzugt Palm-, Erdnuss- oder Kokosöl. Bei einer solchen Ernährung werden die Lebensmittel zu Naturheilmitteln für Körper und Seele und man ist ganzheitlich gesund.

Besuche uns im Internet:

www.indayi.de

indayi
i
edition

Bibliografische Information der Deutschen Nationalbibliothek:

Die Deutsche Nationalbibliothek verzeichnet diese Publikation in der Deutschen Nationalbibliografie; detaillierte bibliografische Daten sind im Internet über http://dnb.d-nb.de abrufbar.

Oktober 2019

Umschlaggestaltung, Satz und Lektorat: Birgit Pretzsch

Printed in Germany

ISBN-13: 978-3-947003-77-8

Tabou Banganté Blessing Braun

Gesund geht durch den Mund

Krankheit geht durch den Po weg

Iss und trink Krankheiten weg nach der DantesLOGIK — afrikanisch inspiriert

ohne Medikamente

Fitmacher und Gesundheitsbooster – Die heilsame Kraft der Lebensmittel

Aus der Erfolgsreihe

Das sagt dir kein Arzt

WARNUNG:

Das Lesen der Bücher von Tabou Banganté Blessing Braun kann deine Augen öffnen, die Ohren sensibilisieren, die Zunge schärfen, dein Herz berühren, dein Leben beeinflussen, deinen Horizont erweitern, deine Sorgen beseitigen, dich gesund machen und erhalten, dein Schicksal verändern und dich glücklich machen.

Über den Autor

Tabou Bangante Blessing Braun ist ein freier und unabhängiger Denker und investigativer Autor, der gerne über schwierige und unbeliebte Themen schreibt. Mit seinem gesammelten, geballten Wissen, seinen Forschungen und Selbstexperimenten bringt er seine Leser und die Welt ein Stückchen weiter, macht sie gesünder und glücklicher. Er ist spezialisiert auf Schwierigkeiten und Probleme in den Bereichen Job und Karriere, Beziehung und Familie, Lebensplanung, Gesundheit, psychische Blockaden und vielen mehr. Er berät und begleitet Menschen, damit sie erfolgreich wachsen und mit ganz einfachen, leichten, genialen innovativen Techniken und Tipps ihr Leben meistern können. Seine Bücher bringen jeden, auch resistente Skeptiker, weiter.

Der Überallbürger, wie er sich nennt, wohnt und lebt in Deutschland und flirtet gerne mit der Stadt der Wissenschaften Darmstadt.

Sein unverwechselbarer Schreibstil, geprägt von seiner afrikanischen und französischen Muttersprache, ist sein Erkennungsmerkmal und wurde im Text erhalten und nur behutsam lektoriert.

Braun arbeitet nach der erfolgreichen, von Dantse Dantse entwickelten DantseLOGIK.

DantseLOGIK™
Meistere dein Leben

DantseLOGIK™
Meistere deine Beziehung

DantseLOGIK™
Meistere deine Familie

DantseLOGIK™
Meistere dein Gewicht

DantseLOGIK™
Meistere deine Gesundheit

DantseLOGIK™
Meistere deine Karriere

DantseLOGIK™
Meistere deine Kommunikation

DantseLOGIK™
Meistere deine Krise

DantseLOGIK™
Meistere deinen Stress

DantseLOGIK™
Meistere deine Männlichkeit

DantseLOGIK™
Meistere deine Weiblichkeit

Coaching, das wie Magie wirkt – das ist das Motto der

DantseLOGIK™
Meistere dein Leben

- DantseLOGIK. Logik, die Wunder wirkt.
- DantseLOGIK. Logik, die bewegt.
- DantseLOGIK. Logik, die glücklich macht.
- DantseLOGIK. Die Kraft zum Erfolg.
- DantseLOGIK. Heilt. Wirkt. Garantiert.

Gesund geht durch den Mund

Vorwort
Gesunde Ernährung, gesunder Körper, aber mit welchen natürlichen Lebensmitteln?

Seit Jahren beschäftige ich mich mit dem Zusammenhang zwischen Gesundheit, Natur und Lebensmitteln. Inspiriert von meinen Erkenntnissen und Kenntnissen aus Afrika, die ich in vielen Lehren gelernt habe, von meinen eigenen Erfahrungen und Experimenten, von wissenschaftlichen Studien und Forschungen und von Erfahrungen aus anderen Teilen der Welt helfe ich als Ernährungsberater durch mein Coaching Frauen, Männern und Kindern, gesünder zu werden. Um diese tollen Erkenntnisse an mehr Menschen zu bringen und mehr Menschen zu helfen, habe ich mich entschieden, dieses Buch zu schreiben.

Dieses Buch ist fast ein Selbsterfahrungsbericht, denn der Autor muss mit gutem Beispiel vorangehen. In den letzten 20 Jahren war ich nur ca. 5 Mal beim Arzt und fast jedes Mal ging es nur um meine Leiste. Ich habe in dieser Zeit auch nicht eine einzige Tablette genommen. Ich bin Anfang fünfzig und fühle mich wie ein 25-jähriger, starker Mann.

Ich lasse mich regelmäßig untersuchen, einfach um zu wissen, wie es bei mir steht und in welchen Bereichen ich mich verbessern sollte. Bei meinem letzten Check war mein Arzt über meine Werte erstaunt. Alles im grünen Bereich. Er meinte, ich hätte die Gesundheit eines Mittzwanzigers: Muskeln und Nervenfunktionen waren hervorragend. Er selbst ist 10 Jahre jünger als ich, sieht aber 5 Jahre älter aus. Dies ist bis jetzt allein durch die Natur möglich und Lebensmittel sind unsere besten Freunde aus der Natur. Viele Menschen, die ich ganzheitlich berate (denn die psychische Hygiene spielt auch eine Rolle), konnten ihre chronischen Krankheiten verschwinden sehen.

Du wirst erstaunt sein, wie eine Ernährungsumstellung viele deiner Beschwerden beseitigt, dich gesund macht, und du wirst staunen, wieviel du dabei abnimmst, wie viele Muskeln du aufbaust und wie viel vitaler und glücklicher du bist. Das ist fast magisch.

Viele Lebensmittel haben vorbeugende und vor allem nachhaltige Wirkung. Wichtig ist es, verschiedene Lebensmittel gleichzeitig zu sich zu nehmen und eine gesunde Ernährung als Grundbasis der Essgewohnheit zu übernehmen.

Wenn du auch nur einen Teil der Hinweise in diesem Buch befolgst, wirst du sehen, wie schnell es dir besser gehen wird. Du wirst erfreut feststellen, dass viele deiner Beschwerden rasch verschwinden. Ich bin mir sehr sicher. Wenn nicht, nimm Kontakt mit mir auf und gemeinsam werden wir sehen, warum es nicht klappt.

In Buch erhältst du Hinweise, wie du deine Gesundheit ganzheitlich mit natürlichen Lebensmitteln stärkst, schützt, zu erhältst oder wiedererlangst. Dieses Buch ersetzt auf keinen Fall ärztliche Konsultationen und Arztbesuche, aber es hilft dir deine Gesundheit zu stärken, Krankheiten vorzubeugen, medizinische Therapie zu unterstützen. Es gibt dir wieder ein schönes Gefühl und stärkt dein Selbstvertrauen und fördert einen besseren Kontakt zu dir. Denn die Natur bist du und du bist die Natur. Sich mit natürlichen Lebensmitteln und anderen natürlichen Mitteln auseinanderzusetzen, heißt, sich besser zu verstehen. Wer sich gut kennt und sich gut versteht, lebt gesünder, glücklicher und friedlicher, so sagt ein afrikanisches Sprichwort.

Ich erweitere dein Wissen und bereichere dich mit sehr vielen neuen Informationen und mit exklusiven Erkenntnissen über neue Stoffe und Lebensmittel, wie selten ein Autor zuvor. Dies ist nur möglich, weil ich vieles aus Afrika mitbringe, neue Lebensmittel mit erstaunlichen Heilkräften, die zwar Forschern und der Wissenschaft bekannt sind, aber dem normalen Menschen noch nicht.

Dieses Buch ist einfach geschrieben und für jeden leicht zu verstehen; hier findest du viele nützliche und ausführliche Informationen an einem Ort versammelt:

- Vitamine und Mineralstoffe: wo sie vorkommen, ihre Funktion, was ein Mangel verursacht
- Gifte und Chemikalien in Lebensmitteln und Gegenmaßnahmen
- Basische, bittere, säuerliche Lebensmittel
- Natürliche Antibiotika
- Und vieles mehr

Das Buch ist absichtlich frei von komplizierten Fachwörtern und Fachdefinitionen, die sowieso niemand richtig versteht, damit du direkt, ohne viel zu überlegen, handeln kannst und verstehst, was dir guttut.

Ein Einstiegsbuch für jede Frau und jeden Mann, damit du selbst weitersuchst und verstehst, wie sehr das, was du isst, deine Gesundheit bestimmt. Diese Mischung aus eigener Erfahrung, Wissenschaft und Kenntnissen aus Afrika macht dieses Buch zu einem Wissensschatz für ein gesundes Leben.

Über meine Philosophie und meine Arbeitsweise

Schon lange beschäftige ich mich mit Dantse Dantses Werken und vor allem seinen Ansätzen zum Coaching und zur therapeutischen Lebenshilfe. Die von ihm entwickelte DantseLOGIK, die sich auf alle Bereiche des privaten und beruflichen Lebens anwenden lässt hat mich nachhaltig beeindruckt und ich bin selber darin ausgebildet, diese anzuwenden. Zum besseren Verständnis dieser innovativen Methode und ihrer Hintergründe zitiere ich hier mit freundlicher Genehmigung einen Auszug aus Dantse Dantses Ratgeberreihe „Dantselog“ (zum Beispiel Band 1 **DANTSELOG – Die revolutionäre Selbst-Dialog-Kommunikations-Technik zum Lösen von Problemen. Teil 1: Die Dantselog-Lehre**, ISBN 978-3-947003-26-6).

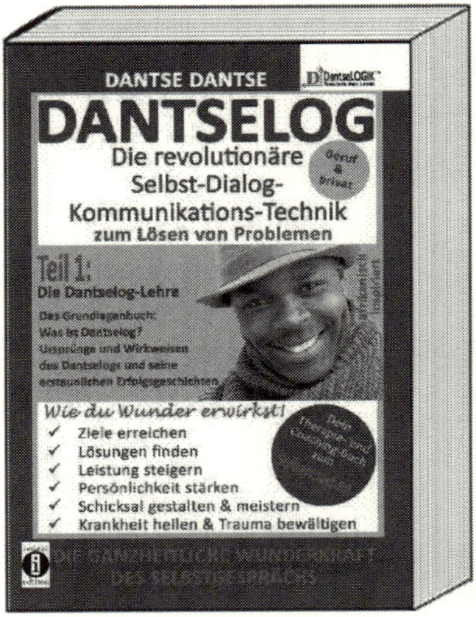

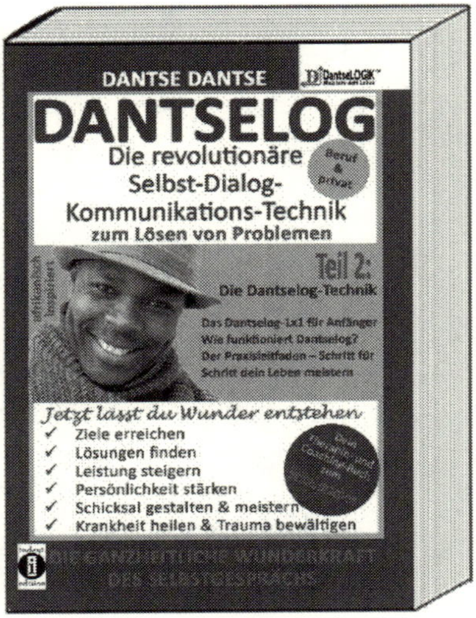

Beginn des Auszugs

Die Besonderheit meiner Bücher und meiner Wissenslogik: Warum helfen meine Bücher so sehr?

Alleinstellungsmerkmal: Meine Bücher sind nicht konventionell wissenschaftlich, sondern natürlich

Direkt auf den Punkt kommen, ohne das Buch durch viele Fachbegriffen aufzubauschen, im Versuch es aufzuwerten. Das ist es, was meine Leser wollen. Sie wollen Tipps, die man sofort anwenden kann, ohne dass man beim Lesen selbst schon wieder Stress hat den Inhalt zu verstehen. Die meisten Menschen wissen selbst schon sehr gut, was mit ihnen los ist, an welcher Krankheit sie leiden. Was ihnen fehlt, sind **Lösungen, die wirklich helfen** können. Sie wollen praktische Bücher und weniger Erklärungen, Definitionen und wissenschaftliche Studien, die man heute mit Google überall lesen kann (viele davon sind sowieso manipuliert – lies das Kapitel. „Das Geschäft mit den wissenschaftlichen Studien“). Da ich kein Arzt bin, passt diese Bitte und dieser Wunsch meiner Leser sehr gut zu meiner Philosophie:

Bücher, die wie Sofort-Medikamenten sind!

Meine Bücher sind wie sofort wirkende Medikamente oder Therapien - warum?

Ich werde dich in diesem Buch nicht belästigen mit vielen Fachbegriffen, komplizierten wissenschaftliche Demonstrationen, Beweisen, Erklärungen und Zusammenhängen, die viele Autoren benutzen, um ihre Bücher aufzuwerten. Wenn du zu einem behandelnden Therapeuten gehst (sei er Schulmediziner oder alternativer Heiler), interessieren dich weniger die wissenschaftlichen Studien oder Fachpublikationen über eine Krankheit, die du hast oder vor der du dich schützen willst. Dich bringt es weiter, dass der Arzt/Heiler das richtige für dich tut, damit du geheilt oder geschützt bist, ohne dass er dich mit vielen Erklärungen noch mehr durcheinanderbringt. Deswegen nennt man den Ort, an dem sie dich behandeln, „Praxis“. Das ist griechischen Ursprungs und bedeutet *Tat, Handlung, Verrichtung*, aber auch *Durchführung, Vollendung und nicht Diskussion, Gerede, Schule, Lernen* usw. … Ja, es geht darum, dass du dort bekommst, was dir hilft.

Genauso sind meine Bücher. Sie kommen bei den Lesern gut an, weil ich in einer „einfachen“ und deutlichen Sprache bedeutendes Wissen zur Verfügung stelle, das ihnen direkt hilft.

Zum Beispiel schrieb mir eine Leserin mit einem total kaputten Immunsystem, dass sie die Sauce DIFO – DANTSE IMMUN FORTE aus meinem Buch „Am Anfang war der Darm“ (ISBN 978-3-947003-12-9) verwendet habe und ihr Immunsystem innerhalb von 3 Wochen viel stabiler geworden sei. Das bestätig, dass es richtig ist, dass ich allen Menschen diese Gesundheitsinformationen zur Verfügung stelle. Wenn ich der Meinung bin, dass Quelleangaben wichtig sind, dann nenne ich die Quellen. Aber im Allgemeinen sind sie mir nicht wichtig, weil viel von dem Wissen, das ich hier weitergebe, kann ich nicht wissenschaftlich belegen. Ich habe es bei meinen Lehren in Afrika und auf anderen Wegen gewonnen. Nicht umsonst suchen mich immer öfter Fachleute auf, um das eine oder das andere von mir zu lernen, weil sie es in einem meiner Bücher gelesen haben oder ihre Patienten voller Begeisterung über mich gesprochen haben.

In diesem Sinne sind meine Bücher zu verstehen und zu „verkosten“. Wer wirklich tiefer und wissenschaftlicher in ein Thema einsteigen möchte, kann dies gerne mit anderen Büchern von Fachautoren tun. Dort bekommt man dann detaillierte wissenschaftliche Erkenntnisse.

AUS DIESER LOGIK HABE ICH MICH NUN ENTSCHIEDEN EINE GANZE REIHE VON BÜCHERN ZUR SELBSTHEILUNG ZU SCHREIBEN, DIE ICH „SELBSTHEILUNG MIT DEM CHARME DER DANTSELOGIK“ NENNE.

DantseLogik:
Es gibt keine Wunder, keine Magie, sondern nur Phänomene, deren Ablauf wir nicht verstehen

Wie zu jedem Topf ein Deckel passt, so gibt zu jedem Problem immer eine Lösung.

DantseLogik – die Welt der Lösungen:

DantseLogik – Logik, die Wunder wirkt.

DantseLogik – Logik, die bewegt.

DantseLogik – Logik, die glücklich macht.

DantseLogik – die Kraft zum Erfolg.

DantseLogik – heilt. Wirkt. Garantiert.

DantseLogik – berührt Herzen.

DantseLogik – öffnet die Augen.

DantseLogik – erweitert den Horizont.

DantseLogik – beeinflusst das Leben.

DantseLogik – löst Probleme.

DantseLogik – beseitigt Sorgen und Ängste.

DantseLogik – macht glücklich.

DantseLogik – sieht in allem die Möglichkeiten, das Gute, die „Chance“.

DantseLogik ist die Lehre, nach der alles zusammenhängt, nichts zufällig ist, alles eine logische Erklärung hat, die wir nur manchmal nicht imstande sind zu verstehen. Findet man die Logik hinter einer Sache, lässt dies die Macht, welche diese Sache über uns hat, verschwinden und Lösungen kommen nun einfacher bzw. können einfacher gefunden oder gesehen werden. DantseLogik ist eine Logik, die dich und die Welt der Lösungen verändert. Alles was dir passiert, konkurriert nur um dein Wohlergehen.

Wissen vertreibt Wunderglaube, da Wissen Wahrheit ist

Die DantseLogik ist die gesamte Logik meiner Lehre, meiner Philosophie, die zeigt, wie man durch Logik Dinge und Phänomene, die als Wunder bezeichnet werden, entzaubert und die Struktur und Logik dahinter versteht. Viele Menschen glauben an **Magie oder an Wunder**: DantseLogik, die von mir entwickelte therapeutische Lehre, demonstriert, dass es aber keine Wunder, keine Magie, keine Zauberei gibt, sondern nur Dinge, deren Vorgang die große Mehrheit von uns nicht imstande sind zu verstehen, weil wir das nötige Wissen nicht haben.

DantseLogik ist eine Lehre des Wissens, nach der alles zusammenhängt und mit dem Umfeld und der Umwelt verbunden ist. Nichts passiert isoliert, zufällig oder einfach so. Alles hat eine logische (biologische, mathematische, physikalische, spirituelle) Erklärung. DantseLogik macht es möglich, dass du **dich selbst therapieren und coachen kannst** und Erfolge erreichst, die man als unmöglich abgestempelt hätte. DantseLogik lässt dich „unmögliche" Ergebnisse schaffen, weil du nicht weißt, dass sie unmöglich sind. Gerade, weil du nicht mehr weißt, dass es unmöglich ist, wird alles auf einmal möglich. Weil du nicht weißt, dass es unmöglich ist, tust du es einfach und schaffst es auch.

DantseLogik lässt dich „unmögliche" Ergebnisse schaffen, weil du nicht denkst, dass sie unmöglich sind. Und weil du nicht denkst, dass es unmöglich ist, machst du es einfach und schaffst es auch!

Erschaffe dir das, was du brauchst und du hast es. Gott hat uns dazu befähigt. Wir haben die Fähigkeit, zu bekommen, was wir wollen, wann wir wollen, wenn wir alle unsere inneren Ressourcen abrufen können. Diese Zusage hat uns Gott persönlich gegeben.

Es steht in der **Bibel**, dass Gott den Menschen nach seinem Bild geschaffen hat. Ich sehe in diesem Bekenntnis ein spirituelles, ein energetisches Bild. Es bedeutet:

> **Wenn der Mensch nach dem Bild Gottes geschaffen ist, dann kann er auch viele Dinge, die Gott kann und die wir Wunder nennen.**

Ab dieser Erkenntnis sind diese Dinge keine Wunder mehr, sondern Realität. Zum Beispiel kann Gott sich zwischen den Dimensionen bewegen und sich an verschiedenen Orten aufhalten. Der Mensch kann das auch. Manche, die das Wissen dazu haben, tun das jeden Tag, aber **wir nennen es fälschlicherweise Magie**.

Jesus sagt in Johannes 8:32:

> **„Ihr werdet die Wahrheit erkennen, und die Wahrheit wird euch frei machen."**

Auf Englisch heißt es:

„You will know the truth, and the truth will set you free."

Und auf Französisch:

„Vous connaîtrez la vérité, et la vérité vous affranchira."

Wahrheit ist das höchste Wissen, absolutes Wissen. Dann würde ich den Satz Jesu auch so verstehen können:

„Ihr werdet das Wissen erkennen und das Wissen wird euch frei machen."

Wissen befreit von Wunder und Magieglaube.

Gott kann uns sehen und mit uns reden, ohne technische Geräte zu benötigen, er weiß, was wir denken, ohne uns zu fragen, er kann uns nur durch seine Energie, seine Liebe, sein Wort heilen. Wie können wir dann ähnliche Taten, wenn sie von Menschen ausgeführt werden, Magie nennen? Wunder? Wenn der, der uns geschaffen hat, all das kann und uns gesagt hat, er hat uns nach seinem Abbild geschaffen? Wenn du weißt, wie es geht, kannst du ohne Geräte fliegen oder kommunizieren (auditiv, visuell usw.), **du kannst ohne Medikamente heilen**, du kannst, wie Gott gesagt hat, Berge durch deinen Glauben versetzen. Und hier können wir das Wort „Glauben“ durch das Wort „Wissen“ ersetzen.

Damit wollte Gott den Menschen klarmachen, welche bombastischen Fähigkeiten er (Gott) in ihn (den Menschen) gesteckt hat, damit er fast alles schafft und erreicht, was er will, wenn er nur daran arbeitet.

Gott öffnet sich uns und zeigt uns alles, was möglich ist. Indem er es selbst vormacht, zeigt er uns den Weg, damit wir es auch schaffen können wie er, denn wir sind sein Abbild. Aber **durch unsere Art zu denken, haben wir uns selbst Berge vor der Tür gebaut**. Wir haben uns selbst blind gemacht. Wir haben in unserem Kopf das Wort **„UNMÖGLICH“** eingepflanzt und vertrauen nur noch auf einen Bruchteil dessen, was wir eigentlich können.

Die sehr wenigen Menschen, die das verstanden haben, regieren die Welt. Ein paar hundert, tausend Menschen, die um das unerschöpfliche Wissen wissen, regieren über das Leben von Milliarden Menschen und bestätigen somit das Gesetz Gottes, der Menschen mit den Fähigkeiten erschaffen hat, über alles zu herrschen. Ja, tatsächlich tun dies nur ein paar Menschen. **Du selbst könntest es tun.** Du hast diese Möglichkeit. Sie liegt in allen Menschen. Du musst sie nicht erfinden (denn niemand erfindet), **du musst es nur entdecken in dir.**

> **Das bedeutet, nur wenige intelligente Menschen glauben an „Magie", an „Wunder". Oder besser gesagt, wer nicht an Dinge glaubt, nur weil er sie nicht erklären kann, weil er sie nicht versteht, ist wenig intelligent.**

Das ist eine rein logische Denkweise und darauf ist meine ganze Lehre aufgebaut, die ich **DantseLogik** nenne. Alles ist Logik, sobald du verstehst, wie es (ab)läuft.

Ich bin kein Arzt, aber ich heile.
Ich bin kein Heilpraktiker, aber ich heile.
Ich bin kein Techniker, aber ich repariere technische Geräte.
Ich bin kein Wirtschaftsberater, aber ich rette Firmen.
Ich bin kein Psychiater, aber ich beseitige hartnäckige psychische Probleme.

Ich bringe Menschen vorwärts und bringe sie zu „unmöglichen" Veränderungen bis hin zu neuen, höheren Bewusstseinszuständen, obwohl ich kein Geistlicher bin. All das ohne Medikamente, ohne magische Amulette. Ich stelle kein Heilmittel her, ich mische keine Kräutertinkturen, die ich verabreiche, ich gehe nicht jeden Tag in die Kirche. **Alles, was ich schaffe, ist möglich, weil ich die Logik hinter den Dingen immer tiefer und besser verstehe.** Die Menschen, die mir begegnen sind erstaunt, wie ich vieles sehe, erkenne, verstehe und dass ich in wenigen Minuten Lösungen finde, wo sie manchmal 15 Jahre Therapie umsonst gemacht haben. Manche heilsamen Veränderungen erscheinen fast sofort.

Viele kommen und **erwarten, dass ich Magie praktiziere**, dass ich magische Wörter benutze, dass ich ihnen von mir gemischte Heilmittel gebe. **Aber sie finden nichts als eine Logik.** Eine Logik, die Zusammenhänge, Abläufe, Verbindungen erkennen lässt. **Diese Logik heilt nicht, sondern bringt den Menschen dazu, sich selbst zu heilen**. Diese Logik schafft, dass du die Fähigkeiten in dir aufdeckst und nun selbst dein „Wunder“ erschaffst, wie Gott dich auch erschaffen hat. Du musst es nur erschaffen und so die Macht über das, was du erschaffen hast erlangen.

Erschaffe dir deine Heilung
und du bist geheilt.

Erschaffe dir dein Glück
und du bist glücklich.

Erschaffe dir dein Geld
und du bist reich.

Erschaffe dir die Liebe
und du wirst geliebt.

Erschaffe dir den Erfolg
und du bist erfolgreich.

Das ist DantseLogik, die Logik des Erschaffens. Die Logik, die dich dazu bringt, alles zu erschaffen, was du willst.

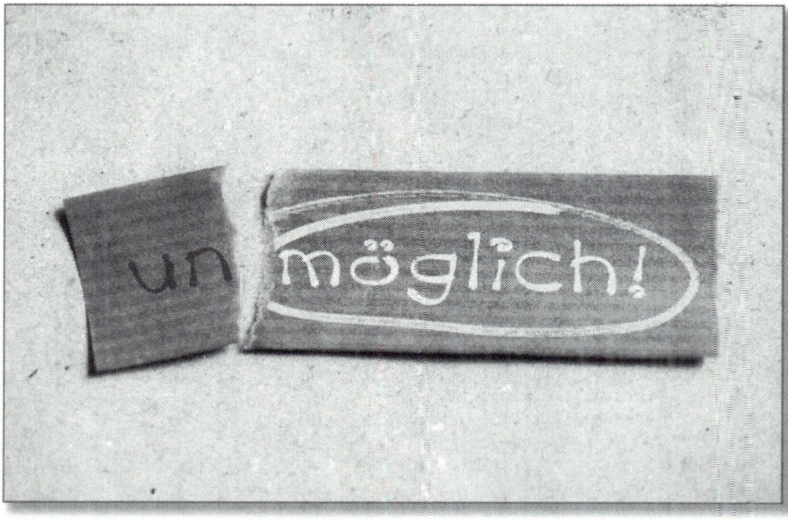

Diese Logik erklärte ich auch einem Mann, der mich aufsuchte, weil er Probleme hatte. **Ein Beispiel aus der Praxis:**

Der 28jährige türkische Mann kam vor einigen Jahren zu mir, um sich beraten zu lassen. Er hatte gehört, dass ich, wie er sagte, „Wunder" vollbringe. Wir trafen uns eines Morgens im Sommer 2014 und gingen gemeinsam joggen. Ich erklärte ihm zuerst, dass nur Gott und die Propheten Wunder vollbringen konnten. Aber ich bin weder das eine noch das andere. Für mich als Menschen gibt es kein Wunder. Es gibt nur Phänomene, die wir nicht verstehen. Wir verstehen sie nicht, nicht weil sie nicht logisch sind, sondern weil wir sie nicht verstehen *können*, genauso wie Geometrie für ein Kindergartenkind Magie und Wunder ist. Weil das Kind die Lehre der 7. Klasse noch nicht versteht,

bedeutete das für es, dass es so etwas nicht gibt. Für das Kind sind es Spinnereien, die es da auf dem Papier sieht. Wenn das Kind dann aber in der 7. Klasse ist und Geometrie lernt, wird sie auf einmal zu einem normalen, völlig logischen Vorgang. Und das Kind vergisst, dass es dieses Wissen und diese Realität noch vor 5 oder 6 Jahren als Spinnerei abgetan hatte. So erklärte ich es dem jungen Geschäftsmann. Wie diese Geschichte weitergeht, kannst du unter dem Titel „*100 Stück am Tag? Unmöglich! Ich schaffe es nicht einmal, 10 Stück im Monat zu verkaufen!* Dann sah er das Wunder!“ in diesem Buch nachlesen, das im Juni 2019 erscheint:
„Dinge passieren nicht einfach so…“
(ISBN 978-3-947003-22-8)

Wir sind oft nicht imstande, Dinge zu verstehen, weil wir unser Gehirnvermögen nur auf das Sichtbare, das Rationale, das Physische reduziert haben. Das ist, als würde man von einem Geldstück nur eine Seite betrachten und ignorieren, dass es auf der anderen Seite auch noch etwas gibt. Dadurch haben wir uns selbst verdummt. **Wir haben unsere Intelligenz stark reduziert und nutzen deswegen nur einen kleinen Teil unseres Gehirnvermögens.** Alle Menschen, die diese Welt geprägt haben, sind über ihre rationale Intelligenz gegangen und haben gewusst, wie sie das, was andere nicht sehen materialisieren können.

Es gibt nichts, was es noch nicht gab, sei es nur als Idee, als Energie. Deswegen gibt es Menschen in verschiedenen Teilen der Welt, die sich nicht kennen, die aber im gleichen Moment an dieselbe Entdeckung denken und daran arbeiten. Ich nenne diesen Vorgang nicht *Erfindung*, denn sie erfinden nichts, alles gibt es schon, deswegen konnten sie einfach *empfangen* und *entdecken*. Wie bei der Entstehung eines Kindes: Eine Frau *gebärt* ein Kind, aber sie hat es nicht erfunden.

Genauso ist es mit Dingen, die wir Wunder, Magie nennen. **Alles hat eine logische und mathematische Erklärung**, die man ganz einfach versteht, sobald man das richtige Wissen dafür bekommen hat. Hätte man uns vor Jahrzehnten von Smartphones erzählt, mit denen man ohne Schnur telefonieren und gleichzeitig die Person auch noch sehen kann, hätte niemand daran geglaubt. Es wäre pure afrikanische Magie, Voodoo gewesen, wie ein Franzose in den 70er Jahren zu meinem Vater sagte.

Wir lebten damals in Ostkamerun und mein Vater war ein regionaler Präfekt, der Franzose war Ingenieur bei einer Holzfirma. Der Franzose verbrachte sehr viel Zeit bei uns mit meinem Vater und sie tauschten sich sehr intensiv über **philosophische Themen** aus. Dabei kamen sie auch auf Themen wie Magie oder Voodoo. Mein Vater erzählte ihm von den Fähigkeiten seiner Urgroßeltern. Sie konnten ohne Schnur telefonieren und sich dabei sogar gegenseitig sehen. Mein Vater sagte, dass diese Technik wiederkommen werde. Der Franzose sagte ihm, dass „ja im Voodoo, alles möglich ist“, und machte sich lustig über ihn. Und heute ist diese „Voodoo“ so normal, dass niemand sich fragt, wie es funktioniert. Alles, was wir nicht kennen, nicht können, nicht verstehen ist für uns zuerst unmöglich und wird als magisch abgestempelt.

Es gibt keine Wunder, keine Magie, außer du willst das so bezeichnen. Das zeigt die DantseLogik. DantseLogik bringt dich dazu, dir Dinge zu ermöglichen, die wir Menschen als unmöglich, nicht machbar gelernt haben. Aber Gott ermöglicht uns kostenlos, all dies zu können. Wir haben die Fähigkeit, zu bekommen, was wir wollen, wann wir es wollen, wenn wir auf alle unseren inneren Ressourcen zugreifen können.

Der sehr fleißige türkische Mann traf sich übrigens häufiger mit mir, erzählte mir seinen Wunsch und bat mich, ihm zu helfen, diesen Wunsch zu realisieren. Ich sagte ihm immer, dass er auf gutem Wege wäre, und dass seinem Wunsch normalerweise entsprochen würde, wenn es das wäre, was ihn und die Menschen um ihn glücklich machen könnte. Er müsse nur sehr aufmerksam sein, um die Zeichen Gottes (bzw., für Leute, die den Name Gottes nicht hören wollen: die Zeichen seines unsichtbaren Beschützers), zu erkennen und anzunehmen und den Mut haben, diese sofort umzusetzen.

In meinem Buch **DANTSELOG – Die revolutionäre Selbst-Dialog-Kommunikations-Technik zum Lösen von Problemen. Teil 1: Die Dantselog-Lehre** (ISBN 978-3-947003-26-6) lernst du, wie du „Wunder“ nur durch innovative Selbstgespräche ermöglichen kannst.

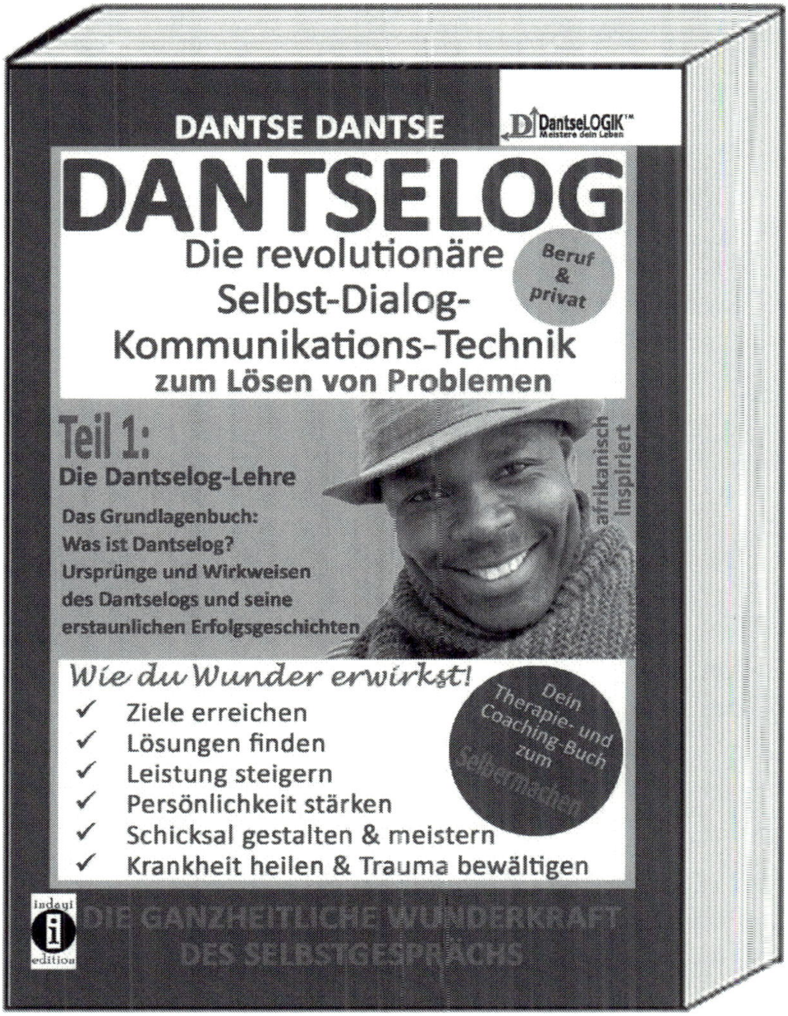

Warum lässt man uns an Magie glauben?

Besonders in Afrika, während meiner Forschungen und Lehren, aber auch bei meinen Recherchen in vielen Wissenslogen Europas habe ich Dinge gesehen, die man uns als **Magie und Wunder** verkauft, deren Entstehen aber zu 100% nach einem ganz normalen logischen Prozess des Wissens abläuft. Viele Dinge, die wir – auch ich – Magie nennen, sind **einfache, logische Prozesse**, die jeder von uns durchführen kann, wenn wir wüssten, wie es geht, das bedeutet, wenn wir es gelernt haben.

Es ist kein Zufall, dass man die Menschen im Glauben an Wunder und Magie lässt. Das schafft ein **Mysterium-Denken**. Um dieses Mysterium zu bewahren, muss der Wunder und Magie-Glaube unterhalten und ihm freier Lauf gelassen werden. All das verfolgt mehrere Ziele, wobei das wichtigste ist, die **Kontrolle über die Menschen** zu behalten.

Der Glaube an Wunder oder Magie lässt Menschen, die Macht haben und über andere Menschen entscheiden, die volle Freiheit, ihre Pläne für **totale Macht, Manipulation und Kontrolle** (Selbstbewusstsein, Denken, Gefühle, Persönlichkeit usw.), aufzustellen und auszuführen. Das Verbreiten vom Glauben des Geheimnisses lässt Raum für alle Glaubensrichtungen sowie Religionen, Sekten usw., dass sie ihre **dogmatischen, trügerischen, phantasmagorischen und unlogischen Lehren** als mystisch darstellen und sie durchsetzen können. Diese Erkenntnis zu verbergen und Wunder und Magieglaube zu fördern lässt zu, dass mächtige Menschen und Institutionen Unwissenheit, Lüge, Dummheiten verbreiten, dass sie lügen, um Menschen geschickt zu manipulieren. Dieser Obskurantismus führt zum Auftauchen von Logen, Sekten, Gurus, Demagogen in der ganzen Welt und es ist für jeden Geschmack etwas dabei. **Jeder gewinnt** etwas dabei: die **Politik**, die immer als Ziel hatte Menschen zu führen, sie so zu orientieren, dass sie sich kaum noch den Entscheidungen von oben widersetzen. Es ist ein Gewinn für die **Wirtschaft und Wissenschaft**, die dann zufällig irgendwann viele dieser Geheimnisse patentieren, sich Ruhm, gesellschaftliches Ansehen sichern und den „Wunderglaube" zu Geld machen. Auch **Sekten und Gurus** profitieren davon, von diesen verlorenen Menschen, die ihre Seele suchen.

Wissen vertreibt den Aberglauben und den Wunderglauben und wird somit ein Feind. Wissenschaftliche Beweise dienen manchmal dazu, tieferes Wissen zu verbergen und Menschen, die nicht bestimmten Kreise angehören, zu bremsen. Das hat zum Verlust großer Mengen Wissen beigetragen und die Menschen weniger klug gemacht. Die Menschheit wäre viel weiter, wenn man das Mysterium entmythisiert hätte, wenn es weniger Geheimnisse gäbe. Man hätte mehr Freiheit und weniger Kontrolle.

Die Formel der inneren geistigen Einstellung: Das magische DantseLogik Erfolgsgesetz für eine positive mentale Einstellung

Alles was dir passiert konkurriert nur zu deinem Wohlergehen. Nichts ist gegen dich, alles ist für dich.

Es gibt wahrlich eine höhere Macht (Gott für mich, etwas anderes für andere Menschen), die über uns wacht und immer alles daransetzt, dass es uns gut geht. Diese innerliche mentale Annahme ist das Beste, was du für dich tun kannst, um dein Leben zu erleichtern, es ohne, bzw. mit wenig, Angst und Sorge zu leben. Das ist eine aktive mentale Einstellung. Eine mentale Einstellung die hilft, heilt, Lösungen findet, Frieden bringt, Angst und Sorge sowie Druck und Blockaden beseitigt, zuversichtlich und selbstbewusst macht. Und vor allem, eine Einstellung die dir **FREIHEIT** und **LIEBE** ermöglicht.

FREIHEIT und LIEBE sind die größte Güte, die Gott uns gratis (aber nicht umsonst) gegeben hat.

DIE MAGISCHE DantseLogik ERFOLGSFORMEL

„Alles und alle um mich herum und in mir tragen dazu bei, dass ich mein Ziel erfolgreich erreiche und glücklich bin.
Alles, was mir passiert, trägt zu meiner Gesundheit, Befreiung, Freiheit, meinem Erfolg und Glücklichsein bei.
So war es immer gewesen, so ist es immer geplant worden, auch diesmal wird es so sein, so wird es geschehen, so ist es geschehen, so sei es.
Danke!“

Diese Formel ist das A und O für deinen Erfolg. Du sollst daran **fest glauben und festhalten**. Dabei ist es egal was passiert, weil dieses Gesetz die Wahrheit ist. Sogar **deine Feinde helfen dir, dein Ziel zu erreichen**, ohne es zu wissen. Auch was wir Unglück nennen passiert nicht ohne Grund: Ein Schmerz will dir sagen, dass etwas zu ändern ist. Übergewicht will dir sagen, dass du dich schlecht ernährst. Diabetes will dir sagen, dass dein Körper überzuckert und überfettet ist.

Alles was dir passiert, auch Unglück und Pech, **konkurrieren zu deinem Wohlergehen**, jetzt oder später. Dieses Gesetz ist die Wahrheit, kein anderes Gesetz kann dieses **göttliche Gesetz** ersetzen oder verändern oder ergänzen. Es findet sich versteckt in der Bibel:

> **WIR WISSEN ABER, DASS DENEN, DIE GOTT LIEBEN, ALLE DINGE ZUM BESTEN DIENEN, DENEN, DIE NACH DEM VORSATZ BERUFEN SIND.**
>
> **RÖMER 8:28**

Alles, wirklich alles, was mit uns passiert, ist **immer eine positive Mitteilung**. Nur die Deutung durch uns kann diese Mitteilung zu etwas Negativem machen. Da dieses Gesetz eine Wahrheit ist, ist es automatisch eine **Kraft und transportiert somit Energie**, die auf alle anderen Handlungen positiv wirken. Der Glaube daran kann nur noch eines mit sich bringen: **deinen Erfolg**.

Diese mentale Einstellung wird dich **mit dem Guten synchronisieren**. Es kommen nur Dinge zu dir, die am Ende positive (Aus-)Wirkung haben. Diese Wahrheit ist so stark, dass man sie in der Erziehung der Kinder als einen zentralen Punkt übernehmen müsste. Ein Mensch mit so einer mentalen Einstellung ist automatisch ein **Gewinner**. Nicht, dass er nicht erlebt, was wir Menschen Niederlage, Scheitern, Schwierigkeit nennen, sondern, weil sie ihm keine Angst mehr machen, keine Macht über ihn haben und ihm keine Energie entziehen. **Er weiß, dass alles gut wird** und deswegen ist er auch auf dieses Gute fokussiert. Das führt dazu, dass er so handelt und sich so verhält, dass dieses Gute tatsächlich zu ihm kommt. Er ist mit dem Guten synchronisiert.

Synchronisiere deine Gedanken mit dem Guten und dem Positiven in allen Dingen und das Gute wird dich verfolgen.

DU WIRST NIEMALS EIN VERSAGER, EIN VERLIERER SEIN, EGAL WAS PASSIERT. DU BLEIBST FÜR IMMER EIN GEWINNER, AUCH WENN DU VOR SCHMERZEN WEINST.

Jedesmal, wenn du unsicher bist, wenn du zweifelst, wenn etwas dir Angst und Sorge macht, wenn etwas Schmerzhaftes passiert, wenn du krank bist, wenn du gemobbt wirst, wenn ein „Unglück“ passiert, wenn du eine „Niederlage“ erleidest, wenn du scheiterst oder versagst oder wenn du verlassen bist, sage dir einfach dieses Erfolgsgesetz auf und glaube fest daran und du wirst sehen, was mit dir passiert.

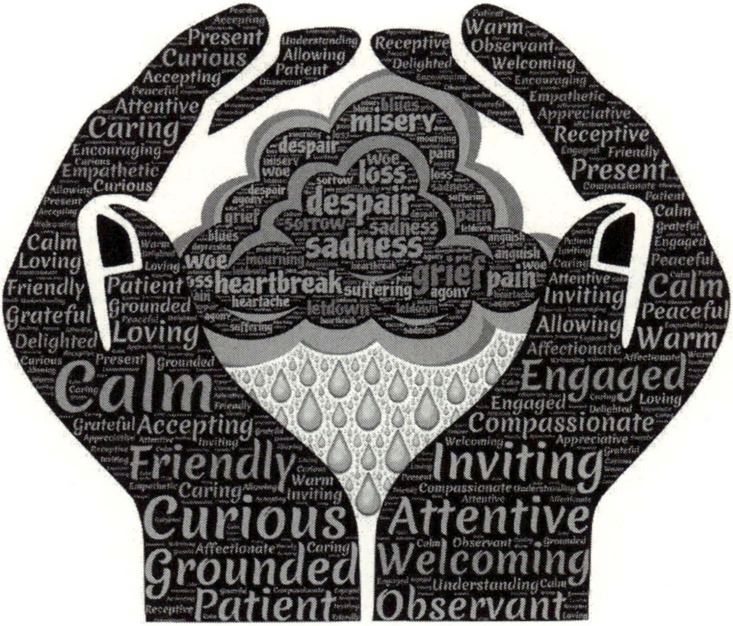

Die DantseLogik-Lehre: Sei immer Täter, um dich zu heilen und zu befreien

Sei in allen Situationen und bei allem, was dir passiert immer der Täter bzw. nimm immer die Täterrolle ein. Sei bei einer Tat niemals, auch wenn sie gegen dich gerichtet ist, das Opfer, sondern der **Autor deines Wohlergehens**, der Autor deines glücklichen Endes.

DIESE EINSTELLUNG, DIE DIE MEISTEN VON UNS ALS „UNFAIR ODER „UNGERECHT" BEZEICHNEN WERDEN, IST EINE DER BESTEN THERAPIE, DIE ES GIBT.
DAMIT KANNST DU AUCH SCHLIMME KRANKHEITEN UND TRAUMATA HEILEN ODER BEKÄMPFEN.

Das **Opfer** einer Tat ist wahrscheinlich an seiner persönlichen zukünftigen Zerstörung **schuldiger** als der echte Täter selbst, wenn es als Opfer mit dem wahren Täter in Verbindung steht. Als Opfer **übergibst du dem Täter die Macht** über dich und über das Geschehen, was die Tat mit dir machen soll. Denn in einer solchen Verbindung hängt die (Opfer-) Befreiung oder Heilung sehr häufig von der Art ab, wie man diesen schuldigen Täter behandelt hat. Damit ist das **Opfer emotional abhängig vom Täter** und ist somit (auch energetisch) Gefangener von ihm. Viele Menschen fühlen sich schließlich befreit, wenn ein Täter entweder identifiziert oder verhaftetet wurde oder gestanden hat und verurteilt wurde oder er Details über seine Tat preisgibt. Das heißt, wenn du Opfer bist oder in der Opferrolle bleibst, wirst du **Sklave oder Gefangener des wahren Täters**, der dich bindet. So wirst du am Ende gegen dich selbst der Täter deines Schmerzes und Leidens sein und nicht mehr die ursprüngliche Tat und ihr Urheber.

Von dem Moment an, an dem du akzeptierst, dass etwas nicht zufällig passiert ist, dass es passieren musste und deswegen einen **Sinn hat und zu etwas Positivem beitragen kann** (auch wenn du noch nicht weißt wie), siehst du die Möglichkeiten, alles zu deinen Gunsten oder zu deinem Besten nutzen zu können. Auf einmal wirst du mit dieser Denklogik aus der DantseLogik zum **Meister und Autor (Urheber) des Weges**, den du, verschuldet durch die Handlungen anderer, gehen wirst. Du bist nun derjenige, der entscheidet, wie es weitergeht, welche Richtung die erlebte Tat nimmt, welche Handlung zu ergreifen ist, welche Macht diese Tat auf dich haben wird oder nicht.

DU ÜBERLÄSST DER NATUR DIE MACHT ÜBER DEN WAHREN TÄTER UND SEINE TAT UND DU ÜBERNIMMST DIE MACHT ÜBER DIE FOLGEN DER TAT AUF DICH. ES GIBT KEINE BESSERE GESTE ZUR SELBSTLIEBE UND ZUM SELBSTSCHUTZ.

Wenn du dich weigerst, der Autor zu sein (nicht der Schuldige), bist du dir selbst undankbar. Du tust nicht etwa Gutes für den Täter, indem du ihn in den Mittelpunkt des Geschehens stellst, ihn ständig verurteilst, dich ständig über ihn ärgerst, du tust dir etwas Gutes, wenn du **seine Macht über dich auf null reduzierst**, ihn ignorierst, seine Entschuldigung nicht brauchst (denn du hast ihm schon verziehen). Als Täter bist du dir selbst dankbar, denn **du entscheidest allein**, wie du die Tat verarbeiten wirst und wie du sie zu einem guten Ende für dich bringen könntest.

Obwohl wir alle **das Recht** haben (und das ist auch gesund so) **auch mal deprimiert zu sein**, zu weinen, traurig zu sein, zu jammern und uns zu beklagen, schlapp und faul zu sein, Ungerechtigkeit oder schlechte Behandlung uns gegenüber anzuprangern und gegebenenfalls zu bekämpfen, ist es aber viel wichtiger zu wissen, wann dies unsere Sicht auf das Leben negativ beeinflusst. Du musst dir immer sagen, dass du nicht der einzige mit den Problemen bist, aber **du kannst nur Dinge ändern, wenn du handelst**.

Opfer sein und bleiben macht dich abhängig vom Täter und am Ende bist du Täter deiner Schmerzen aus dem Geschehen. Selber zum „Täter“ (Autor) werden, das macht dich unabhängig und mächtig. Es lässt dir die Macht, selbst zu entscheiden, wie die Auswirkung einer Tat auf dich positiv sein wird.

Aus einer Tat gegen dich wird eine Chance für dich.

Sei niemals Opfer. Opfer sein bedeutet, dass der andere oder die Sache, die Situation die Macht über dich hat und dann deine Reaktion und deine Gefühle bestimmt. **Wenn du Opfer einer Person bist und es bleibst** (auch wenn sie dir tatsächlich und bewiesenermaßen geschadet hat), **gibst du ihr die Macht** gleich mit. Das heißt, du hast nicht mehr die Macht, die Kraft und die Motivation etwas zu ändern bzw. Veränderungen herbeizuführen. Du gibst das Kommando und Lenkrad zur Veränderung an diese Person oder Sache ab. Du bist **von dieser Person abhängig** und kannst nur mehr um Veränderung betteln. Das führt zu einem Gefühl der Ohnmacht und Hilflosigkeit und macht total unglücklich.

Sei in allen Dingen immer Täter. Täter dafür, wie du dein Leben gestalten willst, egal was passiert ist, welche Richtung dein Leben nehmen soll und muss, wie deine Reaktion auf eine Aktion sein wird, damit die Aktion wenig bzw. kaum negativen Einfluss auf dich hat und dich unglücklich macht. Gib die Opfermentalität auf. Trage die Verantwortung, um die Macht über die Dinge zu haben. Wer die Macht hat, kann viel ändern und verändern.

Wissenschaftlich, ja oder nein?
Am Ende ist alles Wissenschaft

Diese Erkenntnisse allein verändern die Wissenschaft gravierend:

> **„Es ist überheblich, arrogant, ein Mangel an Demut, fehlender (Selbst)-Respekt gegenüber dem Wissen und letztendlich Zeichen von wenig Intelligenz, zu sagen oder zu glauben, dass es das, was man nicht erklären kann, nicht gibt. Die heutige wissenschaftliche Methodik ist die banalste und ungenialste Methode, um das Wissen verstehen zu wollen. Sie reicht einfach nicht, um das ganze Wissen zu erklären."**
>
> **Mein Feu-Vater**

> **„Je mehr der Mensch sich von seiner Spiritualität und der spirituellen, nicht sichtbaren Welt entfernt, desto einfacher wird er und am Ende wird er dumm. Dieser Mensch wird ein Spielball derer, die spirituell sind und wissen, dass die reale Welt nur die Umsetzungswelt ist. Die Labor ist aber ganz woanders."**
>
> **Mein Wissenslehrer in Kamerun**

„Die subtilen Qualitäten des Gehirns sind nicht notwendigerweise rational und unsere Vernunft ist nicht stark genug, um unsere direkte Kenntnis der Tatsachen zu ergänzen. Die Intuition hat ein Feld, das größer ist als das der Vernunft, und der religiöse Glaube, rein intuitiv, bildet einen menschlichen Hebel, der wirksamer ist als die Wissenschaft und die Philosophie. Es ist die Überzeugung, die dich zum Handeln bringt, nicht das Wissen.“

Pierre Lecomte von Noüy, französischer Mathematiker, Biophysiker, Schriftsteller und Philosoph (1883-1947).

„Alles, was du denkst, gibt es schon. Es existiert bereits. Wenn es dies nicht gäbe und es nicht existieren würde, würdest du es auch nicht anziehen. Du würdest nicht daran denken. Nun musst du es nur noch materialisieren und nicht neu erfinden.“

Dantse nach einem Gespräch mit einem kamerunischen Genie, das im Urwald lebt und nie Kontakt mit der Außenwelt hatte.

„Du kannst dich nicht Erfinder nennen. Jeder, der sich Erfinder nennt usurpiert den Titel. Er gehört ihm nicht. Du erfindest nichts Neues, denn es gibt schon alles.“

Das Urwald-Genie aus Kamerun

Meine Bücher sind nicht „wissenschaftlich“, sondern natürlich und voller Wissen. Ich sehe mich als einen unabhängigen Berichterstatter, der den Dingen neutral auf den Grund geht und der das, was er weiß und gefunden hat, den Menschen weitergibt.

Viele Leser melden sie bei mir, um zu fragen, warum dies oder das nicht woanders zu finden ist, warum manche Thesen nicht wissenschaftlich bewiesen bzw. gestützt sind. Meine Bücher sind nicht wissenschaftlich in dem Sinne, wie wir wissenschaftlich definieren. Wenn du nur solche Bücher suchst und nur an dem, was wissenschaftlich bewiesen ist, interessierst bist, wenn du glaubst, dass nur wissenschaftlich Bewiesenes die einzige Wahrheit ist, wenn du nicht glaubst, dass viele Dinge, die erst heute wissenschaftlich bewiesen sind, gestern schon längst bekannt waren und genutzt wurden, dann musst du jetzt damit aufhören, dieses Buch weiter zu lesen. Wenn du einer von denen bist, die nur an das glauben, was sie sehen und hören, und denken alles andere existiere nicht, dann höre jetzt damit auf, dieses Buch zu lesen, **denn ich bin kein wissenschaftlicher Forscher im klassischen Sinne.**

Wenn du dich aber entscheidest weiter zu lesen, lies und setze meine Tipps einfach um, auch wenn du nicht daran glaubst, auch wenn du daran zweifelst, dass sie dir helfen können. Das Ergebnis wird dir den Glauben bringen und deine Zweifel ausräumen. So geht es tausenden von Lesern, die Monat für Monat meine Gesundheitsbücher kaufen, und meine Tipps gegen Krankheiten wie Krebs, Diabetes usw. umsetzen. Ihre Zufriedenheit sowie die Platzierung als Amazon-Beststeller Nr.1 von Büchern wie „Krebs hasst Safou, fürchtet Moringa und kapituliert vor Yams“ (ISBN 978-3-946551-34-8) sind überzeugende Belege, dass

Wissen nicht unbedingt rein wissenschaftlich sein muss, um Menschen zu helfen.

Die sichtbare und die unsichtbare Welt

Ich hatte einmal bei einem Vortrag eine Diskussion mit Fachleuten (Professoren und Ärzten) und einer Gruppe von ihren Patienten. Bei dem Vortrag sagte ich ihnen, dass die Welt regiert wird von Dingen, die wir nicht sehen, nicht berühren und nicht hören können.

WAS WIR SEHEN, DIE PHYSISCHE WELT, HAT GAR NICHTS MIT DER VOLLEN WAHRHEIT UND DER REALITÄT DIESER WELT ZU TUN. SIE IST NUR EIN WINZIGER TEIL DER REALITÄT.

Die Welt, die den fünf Sinnen (Sehen, Hören, Riechen, Schmecken und Tasten) zugänglich ist, ist die echte Welt „light", eine kleine Welt.

DIE MACHT ÜBER UNS HABEN DIE SINNE, DIE WIR GAR NICHT SEHEN, HÖREN, TASTEN, RIECHEN, SCHMECKEN. DIESE ANDERE WELT IST DIE WELT DER MACHT. SIE ENTSCHEIDET ÜBER DIE SICHTBARE WELT.

Viele Fachleute zeigten sich empört und meinten ich rede esoterischen Unsinn. **Es gäbe nur eine Welt, eine reale Welt, und das sei die Welt in der wir leben.** Das was wir sehen, hören tasten, schmecken und riechen können, sei unsere Realität. Alles andere sei irreal und existiere nicht, außer in Fantasien von Verschwörern. Es wurde stark applaudiert. Ich war verwundert über eine solche Aussage von Menschen, die das Wissen tragen. Ich blieb ruhig und stellte ihnen nur eine Frage. Ich nahm das Beispiel von Schall, Licht und elektromagnetischen Wellen und einige andere Beispiele, um meine Argumente wissenschaftlich zu stützen.

Schallwellen können wir mit menschlichen Sinnen hören. Ultraschall ist Schall mit Frequenzen oberhalb des Hörfrequenzbereichs des Menschen. Das bedeutet, Menschen können Ultraschall nicht hören. Mit den **elektromagnetischen Wellen** ist es genauso. Es gibt Bereiche, Wellenlängen, die Menschen sehen können. Das Lichtspektrum, wie auch das **Farbspektrum**, ist der für Menschen sichtbare Anteil des elektromagnetischen Spektrums. Die Mikro- und Radiowellen, Infrarotstrahlung (Wärmestrahlungen), UV-, Röntgen-, und Gammastrahlen sind nicht mit den menschlichen Sinnen zu empfangen.

Meine Frage an die Fachleute war dann diese:

➔ Sind diese von uns nicht sichtbaren und nicht spürbaren Schall- oder elektromagnetischen Wellen nicht real? Sind sie nicht die Wahrheit? Weil wir sie nicht sehen, existieren sie nicht? Sie hatten ja gesagt, es sei Unfug was ich sage, nämlich, dass es außerhalb unserer Wahrnehmung eine andere Realität gäbe

➔ Die sichtbare Welt (das, was unsere Sinne aufnehmen können) und die unsichtbare Welt (die Ultraschall- und elektromagnetischen Wellen, die wir nicht empfangen) – welche von beiden hat die Wissenschaft mehr vorangebracht? Welche hat die Medizin revolutioniert? Mit welcher Welt kann ich den Menschen besser heilen, Flugzeuge fliegen lassen, telefonieren, fernsehen, ins Internet gehen usw.? Ganz klar mit der Realität der unsichtbaren Welt.

Als **anderes Beispiel** nahm ich das Beispiel des **Lichtspektrums**: Unser Bewusstsein empfängt nur einen Bruchteil von Dingen, die für uns möglich sind. Den größten Teil der machbaren Dinge können wir mit unseren Sinnen nicht empfangen. Es passiert im Dantse-Bewusstsein, in dieser anderen Welt. Beim Lichtspektrum zum Beispiel sagt die Wissenschaft, dass unsere bewussten Sinne nur 8% davon wahrnehmen können.

➔ **Aber nur, weil wir 92% des Lichtspektrums nicht empfangen können, bedeutet das nicht, dass es nicht existiert. Es ist da, wir sehen es nur nicht.**

Akupunktur wurde lange von der Wissenschaft als Unfug belächelt. Ein bekannter Wissenschaftler sagte vor Jahren, dass es **Scharlatanismus** wäre, zu glauben, dass es auf dem Körper Punkte geben, an denen man durch Nadelstiche eine therapeutische Wirkung erzielen könne. Die Krankenkassen lehnten es ab solche Behandlungen zu zahlen. Heute ist das völlig anders. Die Wirkung dieser Therapie zur Heilung von Krankheiten ist **weltweit anerkannt**. Das Wissen ist vielfältig und nur weil wir etwas nicht wissen oder nicht kennen, bedeutete das nicht, dass es das nicht gibt oder es falsch oder unmöglich ist.

Als **letztes Beispiel** wählte ich eines mit Tieren. Viele Tierarten haben, neben den Sinnen, die wir auch Menschen haben, **andere Sinne wie den Magnetsinn** (Orientierung am Erdmagnetfeld , bezeichnet die Fähigkeit, die Tieren besitzen, das Magnetfeld der Erde wahrzunehmen und für die Ortsbestimmung zu nutzen), den Elektrosinn (chemische, elektrische oder akustische Signale), den Strömungssinn (die Fähigkeit von Organismen, strömende Gase bzw. Flüssigkeiten wahrzunehmen und sich in ihnen zu orientieren). Eine erstaunlich große Anzahl von Tieren hört im Ultraschall-Bereich. Fledermäuse nutzen ihre Ultraschall-Schreie, um sich an deren Echos zu orientieren. Da Menschen das nicht können, existieren diese Möglichkeiten nicht? **Warum werden die paar Menschen, die das gelernt haben und können, Magier genannt?** Sind diese Tiere Magier? Zauberer?

Meine letzte Frage an dieses Publikum und an die Fachleute, die mich am Anfang als Esoteriker einstufen wollten, war nun: **Welche Behauptungen sind nun wissenschaftlich belegt, ihre oder meine?** Wer erzählt hier Unfug und verblödet Menschen? Ich oder ihr, die Fachleute? Im Saal wurde es ruhig und ohne, dass ich eine Antwort bekam, ging das Gespräch in ein anderes Thema über.

Was ich mit diesen Beispielen bewiesen hatte, ist so in allen Bereichen des Lebens.

DIE PHYSISCHE WELT IST DIE MATERIALISATION VON KENNTNISSEN DER WELT, DIE WIR NICHT SEHEN, HÖREN, SCHMECKEN, TASTEN ODER RIECHEN KÖNNEN. DIE SPIRITUELLE WELT IST MÄCHTIGER ALS DIE SICHTBARE WELT. WER ZUGANG ZU DIESER UNSICHTBAREN WELT HAT, HAT EINEN VORSPRUNG IM WISSEN.

Was heute vielleicht nicht als wissenschaftlich gilt, kann schon lange wissenschaftlich sein, wurde aber von den Menschen noch nicht greifbar umgesetzt.

Alle bedeutenden Menschen auf dieser Erde, alle **Genies**, sind Menschen, die diese Macht der unsichtbaren Welt erkannt und genutzt haben. Die Ignoranz bei dieser Diskussion hatte mich erstaunt, denn zwei der Fachleute waren bekannte Sektenangehörige (man nennt solche Sekten heute Logen). Und ab einem bestimmten Grad geht es in diesen **Logen** um die Macht über sich und den anderen durch „Zähmung" von Wissen spiritueller Welten.

Es gibt selten einen Anführer oder Politiker, einen Milliardär, einen hocherfolgreichen Menschen, der nicht in solch einer Loge ist. Ich finde es nicht schlecht, dass es Logen gibt. Es ist nicht schlimm, wenn Menschen sich über ihre innere Kraft bewusster werden und diese noch stärken wollen, um erfolgreicher zu sein.

Ich bin nur irritiert, dass sie propagieren, es gäbe nur eine Welt, eine Realität, die physische Welt, aber selbst Wissen aus der nicht sichtbaren Welt, deren Existenz sie vehement abstreiten, benutzen.

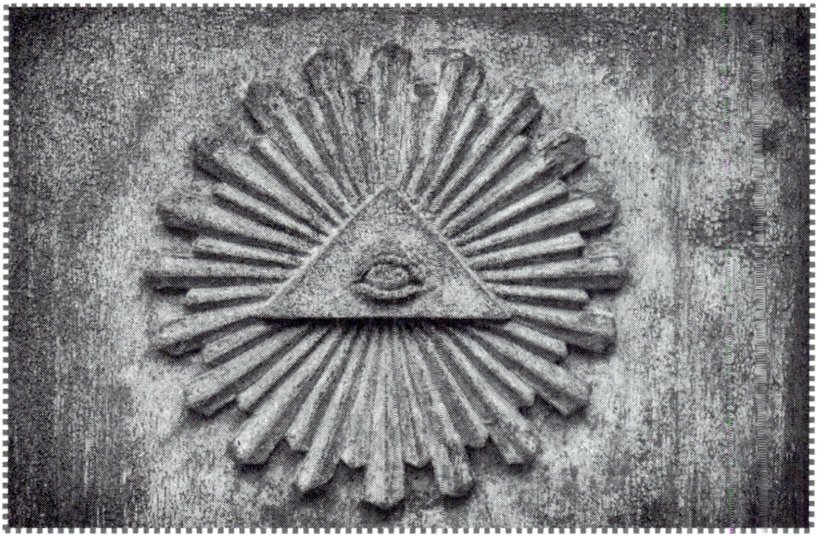

AM ENDE ZÄHLT NUR EINS: DASS MAN SEIN ZIEL GESUND ERREICHT, EGAL WELCHEN WEG MAN GEWÄHLT HAT. UND DAS TUE ICH MIT MEINEN BÜCHERN UND MEINEM COACHING, UND TAUSENDE VON MENSCHEN SIND DAMIT STETS ZUFRIEDEN UND GLÜCKLICH.

Auf meiner Coachingseite www.mycoacher.jimdo.com kannst du die Meinungen von hunderten von Menschen über mich lesen. Obwohl ich keine Werbung mache und keine Likes kaufe, habe ich im Durchschnitt über 3000 Likes für meine Beiträge auf Facebook.

Ich möchte mit meinen Büchern neue Visionen und die Vielfalt der Möglichkeiten zeigen und aufzeigen

Meine Bücher sollen Horizonte erweitern und zeigen, dass es viele Wahrheiten, viele Realitäten, viele verschiedene Arten von Lösungen, von Wegen und Auswegen gibt, die dazu führen, dass der Mensch sein Leben meistert. Denn jeder Mensch ist ein Unikat und es können nicht alle in einen Topf geworfen werden.

Manchen hilft der eine Weg, manchen der andere. Manche Medikamente helfen bei einem Menschen und das gleiche Medikament für dieselbe Krankheit schlägt bei einem anderen Menschen nicht an: Bei ihm hingegen hilft aber eine alternative Methode. Es gibt **unzählige Möglichkeiten** und es wäre sehr schade für den Menschen und die Welt, wenn nur Einbahnstraßen-Lösungen angeboten würden.

Die **moderne Wissenschaft**, wie man sie uns lehrt, kann nur einen kleinen Teil des Wissens erklären und auch nur einen kleinen Teil der Lösung zu den menschlichen Problemen beitragen. Die **moderne Medizin** ist für den Großteil der Probleme der Menschen **inkompetent**. Der schulische wissenschaftliche Weg ist nur einer von vielfältigen Wegen Wissen zu erklären.

Die Wissenschaft, so wie wir sie kennen, die die **Ausschließlichkeit des Wissens** für sich reklamieren will, ist zu jung, um diesen Status einzufordern. Der Mensch lebt seit zigtausenden von Jahren und er hat gut gelebt und Probleme seiner Zeit und jeder Art auch sehr gut gelöst, ohne diese Art von Wissenschaft zu benötigen. Im Gegenteil: Die Menschen haben vor tausenden von Jahren Dingen geschafft, die die aktuelle Wissenschaft nicht in der Lage ist zu erklären. Das bedeutet, es gibt andere Arten, das Wissen zu demonstrieren und auszulegen, die einen viel weiterbringen als die, die wir heute haben.

Diese Annahmen allein verändern die Wissenschaft gravierend zum Positiven

In der afrikanischen Naturlehre steckt so viel Wissen, das sehr hilft, ohne dass man viel dafür tun muss. Viele Menschen in meinem Coaching sehen mich als Guru, wenn ihnen mit kleinen und einfachen Tipps geholfen wird, manchmal bei Leiden und Schmerzen, die sie seit zig Jahren mit sich tragen und nachdem sie alle Therapien der Welt gemacht haben. Ich sage immer, dass ich das nicht bin. Mein Lehrmeister war ein Guru, ein großer. Ich bin es nicht.

ICH MACHE NICHTS VERWUNDERLICHES, ICH NUTZE NUR DIE LOGIK DER DINGE UND FINDE LÖSUNGEN, DAMIT DEN MENSCHEN GEHOLFEN WIRD.

Du wirst beim Lesen meiner Bücher erstaunt sein, dass ich mich sehr häufig auf wissenschaftliche Studien, Erkenntnisse und Kenntnisse beziehe. Ja, das ist meine Stärke, da ich nicht dogmatisch bin. **Ich mag die Wissenschaft sehr**, da dahinter eine Logik steht. Viele Wissenschaften sind sehr gut und haben die Menschheit verändert und unsere Lebensbedingungen stark erleichtert und verbessert. Ich bringe meine Kinder auch zum Arzt, wenn es nötig ist. Aber es ist auch gut zu erkennen, dass einige Dinge in der Wissenschaft und Schulmedizin nicht zugunsten der Menschen ablaufen. Das gleiche muss man auch über alle anderen alternativen Therapieformen sagen. Es gibt gute und weniger gute. **Die Schulmedizin ist sehr wichtig und hat die Menschheit auch weitgebracht.** Besonders bei Krankheiten, die die Wissenschaft durch die Wirtschaft selbst verursacht hat, wirkt die Schulmedizin gut. Deswegen sind meine Bücher auch sehr davon inspiriert. Ich glaube nur, und dies gilt für alle Systeme, dass sich die Schulmedizin weiter wissenschaftlich öffnen und den Menschen tiefer **in seiner Ganzheit** betrachten sollte.

Nichts ist perfekt. Ich studiere und analysiere intensiv das Gute hier und da, aus allen Richtungen, und bringe es mit meinen eigenen Kenntnissen, Forschungen und afrikanischen Erkenntnissen zusammen. Daraus ist erst meine Methode **DantseLogik** entstanden.

DantseLOGIK™
Meistere dein Leben

Das Geschäft mit den wissenschaftlichen Studien

Muss alles wissenschaftlich bewiesen sein, damit es uns hilft?

Leider glaubt die große Mehrheit der Menschen in den westlichen Ländern immer noch nur Informationen, die aus der wissenschaftlichen Ecke kommen. Ich bekomme immer viele Briefe von meinen Lesern, die sich beklagen, dass für manche meiner Behauptungen wissenschaftliche Quellen fehlen. Obwohl ihnen mit den Ratschlägen geholfen wurde, wollen sie zur Gewissensberuhigung wissen, ob die Wissenschaft über das eine oder das andere schon mal geschrieben hat. Ich lächele immer darüber, denn dies zeigt, wie sehr wir konditioniert sind, **in Einbahnstraßen zu denken**. Man nennt es auf Französisch „la pensée unique". Das bedeutet, nur auf eine Art zu denken. Etwa in der Art: „Was nicht schwarz ist, muss weiß sein." Dass es zwischen schwarz und weiß noch viele andere Farben gibt, ist für viele Menschen immer noch schwer zu begreifen.

Die Wissenschaft ist sehr wichtig und die Idee des „wissenschaftlichen Beweises" finde ich sehr gut und auch ethisch und methodisch, denn es hilft uns zwischen gut, falsch, weniger falsch, seriös, nicht seriös usw. zu trennen und zu unterscheiden, und so kommt das Wissen vorwärts und verbessert unser Leben.

Wir vertrauen der Wissenschaft, wissenschaftlichen Studien, medizinischen Forschungen, denn wir verbinden damit die Hoffnung auf bessere Gesundheit, Heilung, Wohlstand, langes Leben. Die Medien stürzen sich darauf und zitieren neue Studien-ergebnisse, sie sind wie Trophäen, denen viele Menschen Glauben schenken möchten. Gerade darin liegen die **Missbrauchsmöglichkeiten und das Geschäft** mit den wissenschaftlichen Studien:

Das Geschäft mit unserem Glauben und unserer Hoffnung.

Den Satz „Vertrauen ist gut, Kontrolle ist besser" kennt fast jeder von uns. Gerade bei wissenschaftlichen Studien hat dieser Satz seine Berechtigung, damit wir wertvolle und ehrliche Studien von wertlosen und tendenziösen Studien unterscheiden können, die uns nur manipulieren wollen, damit wir etwas Bestimmtes tun. Warum?

„Schlank durch Schokolade", diese Doku im ZDF, dem Zweiten Deutschen Fernsehen, brachte großes Medieninteresse. Es ging um das Aufdecken der Wissenschaftslüge „Wer Schokolade isst, nimmt schneller ab", der „Schokoladen-Diät" des „Institute for Diet and Health". Mit Hilfe einer pseudo-wissenschaftlichen Studie (einer fake-Studie) und ein paar Werbetricks, hatten die Autoren es **geschafft, eine völlig absurde Diät seriös erscheinen zu lassen**. Die Doku zeigte, ich zitiere: „Wie leicht sich die Medien von dubiosen Studien manipulieren lassen." Die Studie wurde weltweit verbreitet, alle Medien berichteten darüber, was die Wissenschaft wieder geschafft hatte und dass Schokolade hilft abzunehmen. Dabei existiert das Institut, die diese Studien gemacht haben sollte, gar nicht. So einfach wurden Menschen mit dem Begriff „wissenschaftlich" manipuliert und viele dachten nun wirklich, dass man mit Zucker vollgepumpter Schokolade Fett verbrennen kann.

Wir kennen die Problematik auch mit **Asbest**. Ein stark krebserregender Baustoff, der bis Mitte der neunziger Jahre in Deutschland häufig benutzt wurde, bevor er verboten wurde. Davor gab es **top-wissenschaftliche Studien** von renommierten Forschern, Laboren und Wissenschaftlern, die **diesem Stoff seine Ungefährlichkeit bescheinigten**. Alle anderen Studien, die vor Asbest warnten, wurden als verschwörerisch abgestempelt. Die Realität danach war desaströs. Tausende von Menschen und besonders Bauarbeiter erkrankten wegen Asbest an Krebs, weil sie diesen wissenschaftlichen Studien geglaubt hatten. Und so ist es mit vielen Studien.

DIE WISSENSCHAFT KANN SICH IRREN, KANN SICH KORRUMPIEREN UND MANIPULIEREN LASSEN, KANN FEHLER MACHEN.

Die **Medizin** ist besonders davon infiziert und somit ist unsere Gesundheit manipulierbar. Viele Ärzte und Forscher, die uns mit Wissen versorgen, bekommen Geld von der Industrie für ihre Mitarbeit. In den Medien wurde schon von Schein-Studien berichtet. Mediziner, die Geld für eine Studie kassieren ohne wirklich eine richtige Studie durchgeführt zu haben, ihr Ergebnis aber „wissenschaftliche Studie" nennen. Wir kennen Fälle, wo diese Mediziner vor Gericht gelandet sind und ihre Studie widerrufen mussten.

Manche Quellen meinen, dass **bis zu 90% der Studien in irgendeiner Form manipuliert** sind. Ich nenne nur einige Fälle: Astra Zeneca und Bayer Vital, Lucentis. Lipobay und so weiter.

Wissenschaftliche Standards werden nicht immer respektiert

In mehr als der Hälfte aller medizinischen Forschungsarbeiten werden die wissenschaftlichen Standards nicht eingehalten, sagt der klinische Koordinator am Deutschen Zentrum für Neurodegenerative Erkrankungen (DZNE), Dr. Ulrich Dirnagel, der viele medizinische Studien auf ihre Stichhaltigkeit untersucht hat. Er fand heraus, dass die **Dokumentation** von vielen wissenschaftlichen Arbeiten **unvollständig und sogar manipuliert** ist. Dirnagel veröffentlichte seine Untersuchungsergebnisse 2015 im Fach-Journal *PLoS Biology*.

Erfundene medizinische und wissenschaftliche Studien und Erkenntnisse ermöglichen einen **hohen Umsatz** des betreffenden Medikamentes oder anderer Produkte.

Es geht auch um die **Vermeidung von Schadensersatzansprüchen**. Viele Firmen stellen Medikamente her, die mit der Zeit Menschen schaden. Es wird dann mit allen Mitteln versucht, die Ursache des Schadens nicht in den betreffenden Medikamenten zu sehen, sondern woanders. Dafür nutzen sie Labore, Forscher, Mediziner, die mit zahlreichen Studien belegen sollen, dass das Medikament okay ist. Aber nicht immer geht es um Geld. Manchmal geht es um den Namen, **um den Ruf und um Ruhm**. Um den Kampf unter Wissenschaftlern und um gegenseitige Sabotage.

HIERMIT MÖCHTE ICH DIE LESER NUR WARNEN, NICHT EINFACH BLIND ALLES ZU GLAUBEN, WAS SICH HINTER DEM LABEL „WISSENSCHAFTLICH" VERBIRGT UND NICHT ALL DEM, DAS DIESEN NAMEN NICHT TRÄGT, UNKRITISCH ZU MISSTRAUEN.

Kontrolle ist gut, egal aus welcher Ecke Informationen kommen. Das Beste ist das Selbstexperiment: **Selbst testen und aus-**

probieren, was der Ratgeber empfiehlt – solange es nicht schaden kann – ist die richtige Kontrolle.

Der „pensée unique“ hindert uns daran, weiterzukommen und andere Wahrheiten zu erfahren, denn die **wahre Gesundheit liegt in deinen eigenen Händen**. Du kannst viel mehr für dich tun, als uns gesagt wird. Du kannst gesund leben ohne Medikamente, ohne chronische Krankheiten, wenn du auf die Natur vertraust, eine positive Einstellung zu dir findest, dich bewegst, deine Ernährung umstellst. In der Ernährung liegt ein Großteil unserer Gesundheit und deine Ernährung liegt in deinen Händen, in deinem Macht- und deinem Wissensbereich und nicht in „wissenschaftlichen Studien“. Dieses Wissen zeige ich dir erfolgreich in meinen zahlreichen Büchern, ohne dass ich Mediziner bin.

SIND WIR NICHT EIGENTLICH ALLE EIN BISSCHEN MEDIZINER?

MIT DER „DANTSELOGIK – MEISTERE DEINE GESUNDHEIT“ WIRST DU SELBST DEIN EIGENER MEDIZINER

Viele Leute fragen mich, wenn sie eine meiner Theorien lesen, testen und erkennen, dass sie wirken, ob mein Wissen wissenschaftlich untermauert ist, ob es dafür wissenschaftliche Studien gibt. Klar, ich mache meine eigenen Studien, Forschungen und

Experimente mit Probanden und mit mir selbst. Dennoch erfülle ich niemals den Standard der konventionellen, wissenschaftlichen Studien – Gott sei Dank. **Denn mein Wissen und meine Bücher sind nicht wissenschaftlich im Sinne der Schulkonvention**. Würde ich nur nach konventionellen, wissenschaftlichen Methoden vorgehen, würde ich viel Wissen, dass ich mir seit meiner Lehre in Afrika angeeignet habe, nicht anwenden können und somit unzähligen Menschen nicht helfen können. Tausende von Menschen lesen meine Bücher und nirgendwo wurde über mich schlecht berichtet. Ich bekomme viele Zuschriften von Menschen, die sich überglücklich dafür bedanken, wie mein Wissen ihr Leben positiv verändert hat.

Der konventionellen Wissenschaft fehlt der Zugang zu unerklärlichen Bereichen des Lebens (der Bereich, der aber den größten Einfluss auf den Menschen hat) und somit zu einem wichtigen Bestandteil des Menschen. Der zweite Fehler der Wissenschaft ist die Spezialisierung und somit die **Einteilung der Menschen in viele Kategorien, die miteinander nichts zu tun haben.** Das ist aber in der Natur unmöglich. Der Mensch ist Eins, in mehreren Teilen, die alle miteinander verknüpft sind. Du kannst Schmerzen im Auge (Augenarzt) haben, aber das Problem liegt in deinen Genitalien (Urologe). Das sind schon zwei unterschiedliche Experten, die getrennt voneinander arbeiten. Eine Heilung kann so selten nachhaltig sein ohne, dass eine neue Krankheit entsteht. Solche Beispiele zeigen: **Obwohl die Wissenschaft gut und hilfreich ist, kann sie nicht die einzige Methode sein**. Deswegen muss etwas nicht unbedingt wissenschaftlich sein, um gut zu sein und etwas muss nicht schlecht sein, nur weil es nicht wissenschaftlich bewiesen ist.

Denn wissenschaftliche Beweise und Studien sind definitiv nichts, dem man blind vertrauen sollte

Wer am 23.07.18 um 22 Uhr ARD geschaut hat, hat die Sendung über die Manipulation von wissenschaftlichen Studien gesehen. Die Reporter zeigten, wie einfach es ist, jeden Unfug als wissenschaftliche Studie gelten zu lassen und damit Geld zu verdienen. Sogar in sensiblen Bereichen wie bei Krebserkrankungen. Wie man in dieser Sendung sehen konnte, **kann praktisch jeder irgendetwas schreiben und dies dann mit ein bisschen Geschick als wissenschaftlich erklären lassen**.

Fazit: Wichtig ist es für dich, dass dir etwas hilft, ohne Nebenwirkungen, ohne dir zu schaden, egal ob es wissenschaftlich ist oder nicht. Das bedeutet: viel wichtiger als irgendwelche Worte, Texte, Untersuchungen ist dein Kopf.

VERGLEICHE, DENKE SELBST NACH UND LASS NICHT ANDERE FÜR DICH DENKE

Ende des Auszugs

Einführung: Zusammenhang zwischen Ernährung, Lebensmitteln und der Gesundheit: Eine kleine, persönliche Geschichte

Meine Mutter geht seit über 50 Jahren nicht zum Arzt, weil sie kaum krank ist; mein Bruder und meine Schwester, die beide in Deutschland studiert haben und heute wieder in Kamerun leben, haben seit Jahrzehnten nicht an die Tür eines Mediziners geklopft und auch ihre Kinder waren noch nie beim Arzt – sie sind nicht gegen Medizin oder Ärzte, aber alle erfreuen sich einer so robusten Gesundheit, dass sie kaum krank sind. Durch ihre Ernährung bekämpfen und verhindern sie Krankheiten ganz automatisch.

Schon in meiner Kindheit vor über 40 Jahren in Afrika habe ich gelernt, dass eine gute Ernährung und die richtige Auswahl an Lebensmitteln die halbe Gesundheit sind. Meine Eltern sagten uns immer „gut gegessen und Gott lässt dich gesund“. In diesem Satz steckt viel Wahrheit.

Ich wuchs zwar in einer sogenannten „modernen“ Familie auf, aber unsere Ernährung blieb afrikanisch. Es fiel uns damals schon auf, dass befreundete Familien auf ähnlichem sozialem Niveau häufig über Gesundheitsbeschwerden klagten. Wir staunten, wie häufig Eltern und Kinder krank wurden und zum Arzt mussten. Ein Nachbar fragte uns, warum wir so selten krank seien, seine Kinder müssten ständig Medikamente nehmen, drei der fünf Kinder hätten schon früh eine Brille gebraucht, die zwei ältesten hätten andauernd Bronchitis und alle waren übergewichtig. Mein Vater vermutete, dass die Beschwerden mit dem westlichen Ernährungsstil zusammenhingen, den die Familie übernommen hatte. Es wurde allgemein als Zeichen des sozialen Erfolges gesehen, wenn man versuchte, wie Europäer zu leben und sich von der gesunden afrikanischen Ernährung distanzierte. Ich erinnere mich, dass sich viele Menschen über uns lustig machten und meine Eltern kritisierten, weil es unserem sozialen Stand nicht angemessen sei, immer so afrikanisch zu essen – man solle doch zeigen, dass man „angekommen“ sei!

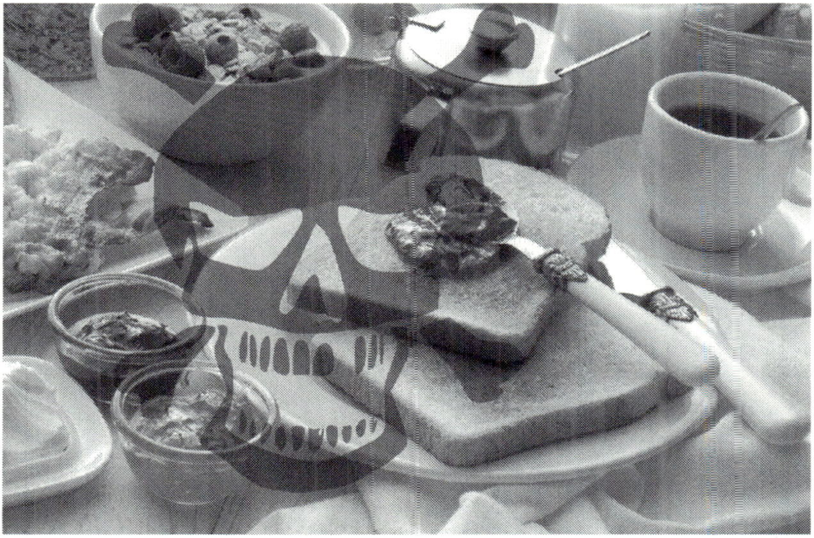

Also gab es in der besagten Familie nicht mehr das warme afrikanische Frühstück, sondern Weißbrot mit Käse, super gezuckerte Dosenmilch von Nestlé, Kakaopulver, in dem fast kein echter Kakao ist, Dosenfisch, usw. Mittags und abends gab es nur noch Reis, mit Weißmehl panierte Gerichte, Fertiggerichte aus der Dose, Pommes mit Mayonnaise und Ketchup, diverse Joghurts und Puddings als Nachtisch, Wasser als Getränk war verschwunden und wurde ersetzt durch Cola und Fanta – alles erworben in den Supermärkten der „Weißen“.

Ja, so sah die Ernährung der erfolgreichen Menschen in Kamerun aus. Man meinte, damit sei man „zivilisiert“, so wie die Europäer. Mein Vater riet dem Nachbarn, für mindestens 3 Monate auf all diese Lebensmittel zu verzichten und auf die ursprünglich, afrikanische Ernährung zurückzukommen, mit viel frischem Gemüse und Obst, mit Gewürzen, Ingwer, kaum Weißmehl und noch weniger Zucker und dem totalen Verzicht auf Dosenmilch. Dann sollte er schauen, wie sich die Dinge entwickeln. Und tatsächlich waren nach einigen Wochen viele der Beschwerden der Familie von alleine verschwunden und die Kinder brauchten kaum noch Medikamente. Die Ernährungsumstellung – weg von der industriell gefertigten Nahrung – hatte die Familie wieder gesund gemacht.

Während meiner Recherchen für mein Anti-Aging-Buch las ich viel über Menschen, die lange und gesund lebten oder noch leben. Ich redete mit Menschen, die ohne medizinische Hilfe im Alter noch fit waren und mir fiel ein gemeinsamer Nenner auf: Alle ernährten sich sehr gesund, vor allem sehr selten von der sogenannten „Industrienahrung". Sie tranken kaum Cola oder Limo, sie aßen wenig Weißmehl und Milchprodukte aus konventioneller Tierhaltung. Fast Food war bei ihnen so gut wie verboten und Kaffee tranken sie kaum. Sie ernährten sich so, wie ich es aus meiner Kindheit kannte und was man „unzivilisiert und primitiv" nannte.

Die normalen Essgewohnheiten meiner Heimat Kamerun sind genaugenommen bereits ein Diätprogramm und medizinische Kur in einem. Das Essen ist vielseitig: vitamin- und mineralstoffreich, basisch, enthält viel frisches, pestizidfreies Gemüse und Obst, wird gut und scharf gewürzt, mit Chili, Ingwer und Kräutern, es gibt viel Fisch und gesundes Rindfleisch (die Rinder in Kamerun fressen nur Gras) und das Essen wird mit viel gesundem Pflanzenöl zubereitet – bevorzugt Palm-, Erdnuss- oder Kokosöl. Bei einer solchen Ernährung werden die Lebensmittel zu Naturheilmitteln für Körper und Seele und man ist ganzheitlich gesund. Viele Krankheiten, unter denen Menschen in den westlichen Ländern leiden, sind in weiten Teilen Afrikas unbekannt, da schon sehr früh darauf geachtet wird, dass man gesundes Essen zu sich nimmt, um Krankheiten vorzubeugen.

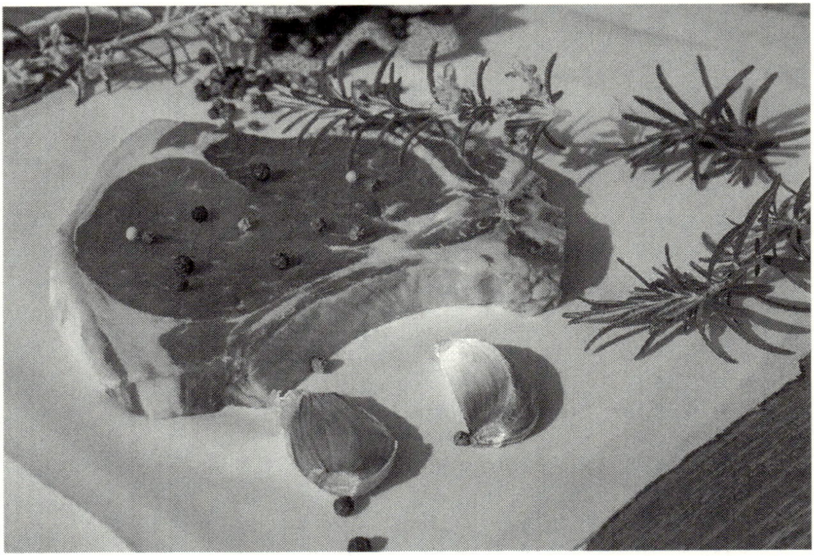

1. Grundvoraussetzung für eine Ernährungsart, die heilt

Die Grundvoraussetzung damit Lebensmittel heilen und helfen ist, bestimmte Sachen zu wissen und dieses Wissen anzuwenden. Es ist wichtig, eine Grundeinstellung zu gesunden Lebensmitteln zu haben. Dabei spielen basische Lebensmittel, gesunde Öle, sowie vitamin- und mineralstoffreiche Lebensmittel die zentrale Rolle.

Ich bereichere die Leser, indem ich viele exotische Lebensmittel mit aufliste, die es hier zu kaufen gibt, die aber viele noch nicht kennen, und die wundersame Heilkräfte haben.

1.1. Gesunde Darmflora: Erste Voraussetzung für ein gesundes Abnehmen und erfolgreiche Krankheitsvorbeugung

Jegliche Regeneration, Entgiftung und Heilung beginnt im Darm, das bedeutet, über die Ernährung. Genauso wie das Abnehmen. Diese Erkenntnis hat eine zentrale Bedeutung in der afrikanischen Medizin.

Um gesund abzunehmen und Fett zu verbrennen, ist eine gesunde Flora und Darmschleimhaut erforderlich. Ist der Darm nicht in Ordnung, ist kaum Heilung durch Lebensmittel und nachhaltiges Gewichtverlieren möglich, denn im Darm findet die Aufspaltung, Verarbeitung und Aufnahme von Nährstoffen statt und von dort werden sie dann im ganzen Körper verteilt.

Mit Kräutern kann man am besten seinen Darm reinigen und gesund bekommen. In meiner Herkunftsheimat gibt es eine Sauce mit über 20 Gewürzen, die man so trinken kann oder mit Maisbrei zusammen isst. Diese Sauce (Nkui) wäscht regelrecht den Bauch und beseitigt Darmschleimhautentzündungen.

Kräuter bekämpfen Krankheitserreger im Darm, Darminfektionen, Darmkrämpfe, Durchfall, stärken die Immunabwehr des Darms und regenerieren ihn, regen die Säurebildung an. Es handelt sich zum Beispiel um

- Basilikum
- Enzian
- Oregano

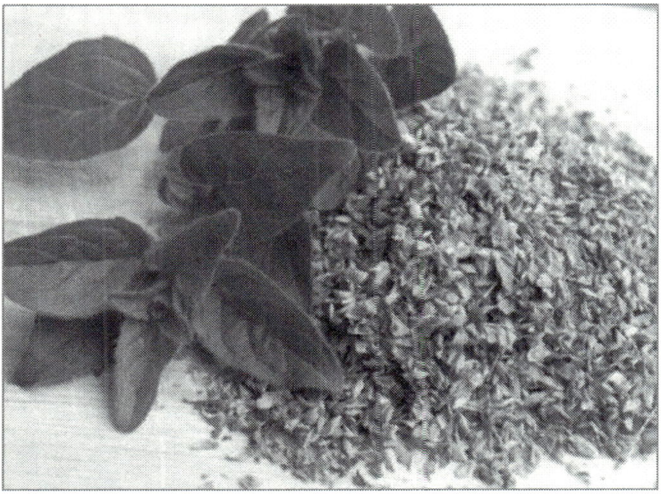

- Anis
- Sellerie
- Dill
- Kapuzinerkresse

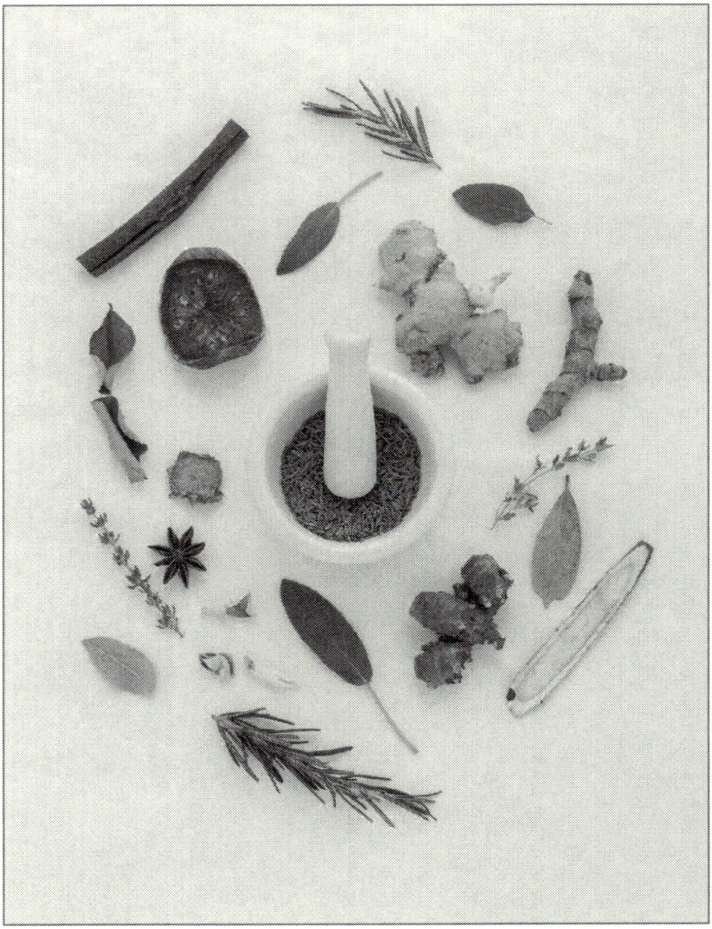

Ballaststoffe sind für den Darm sehr wichtig. Ballaststoffe reinigen nicht nur den Darm, sondern machen ihn gesund. Wenn du zu den Kräutern regelmäßig gute und gesunde Ballaststoffe isst, wird dein Darm gesund bleiben. Das ist auch der Grund, warum Menschen in Afrika selten Magen- oder Darmkrebs, Magenentzündungen und solch epidemischen Mageninfektionen – wie ich sie hier in Europa kenne – haben.

Mit Probiotika kann man dieses Ergebnis auch erfolgreich erreichen. Probiotische Milchsäurebakterien sind beispielsweise in Sauerkraut enthalten.

Weitere Lebensmittel, die die Darmflora reinigen und sie regenerieren lassen sind:

- Ingwer,
- Zwiebel
- Knoblauch

Würde man bei der Essenzubereitung öfter diese drei Lebensmittel benutzen, am besten zusammen, bräuchte man kaum noch etwas Besonderes zu tun. Es würde ausreichen.

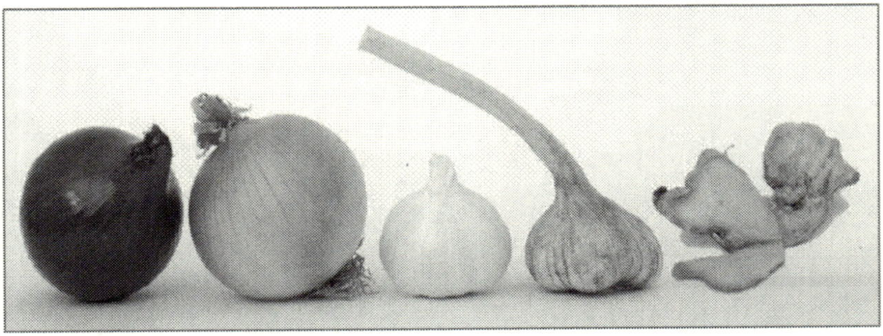

Außerdem:

- Okra
- Sehr wirksam: Tee aus Guaven und Mangoblätter und -rinde
- Bestimmte Obstsorten wie Äpfel (Braeburn), Heidelbeeren, Brombeeren, Grüne Mangos, Bananen – sie haben eine desinfizierende Wirkung

- Bitter Blatt (Bitterleaf) und alle bitteren Gemüse, wie Chicorée, Artischocken und Schwarzwurzeln

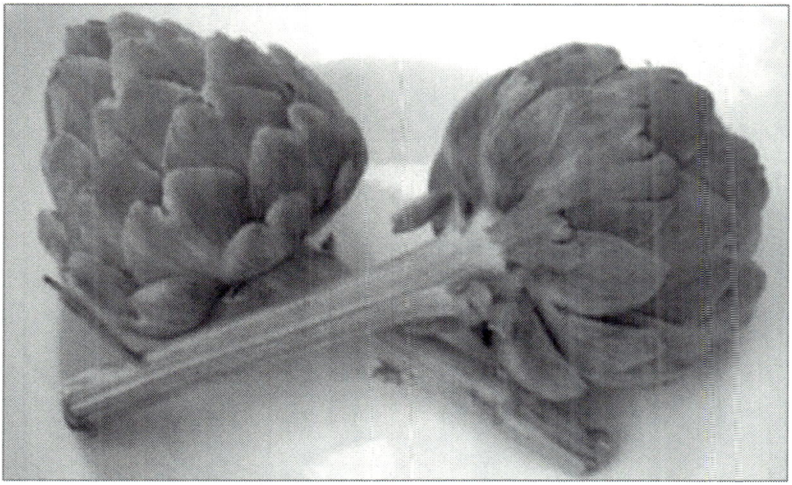

- Vitamin C über Sanddornsaft

- Natürliche „Antibiotika“, wie kaltgeschleuderter Bienenhonig, lindern Entzündungen im Darm

- Pflanzliche Öle sind sehr wichtig bei der Wiederherstellung einer gesunden Darmflora

- Tees wie Pfefferminze, Kamille, Ingwer

PS: Mit Fasten kann man seine Darmflora ebenfalls bereinigen. Regelmäßige Fastentherapien wirken nach meiner eigenen Erfahrung meist besser als Medikamente.

In Dantse Dantses Buchreihe „Am Anfang war der Darm“ (ISBN 978-3-947003-13-6, 978-3-947003-14-3 und 978-3-947003-42-6) kannst du mehr darüber erfahren, wie man den Darm saniert.

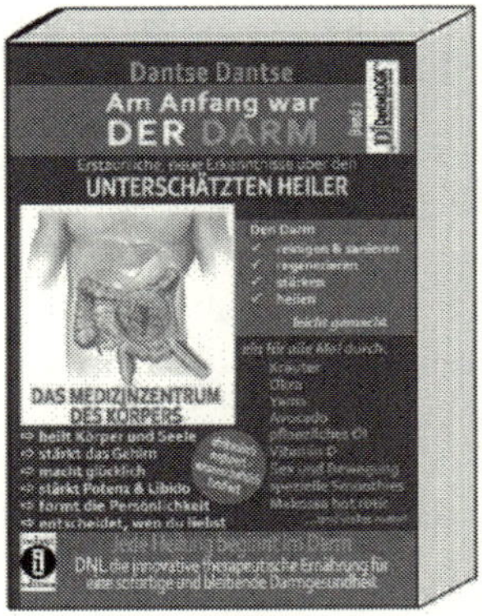

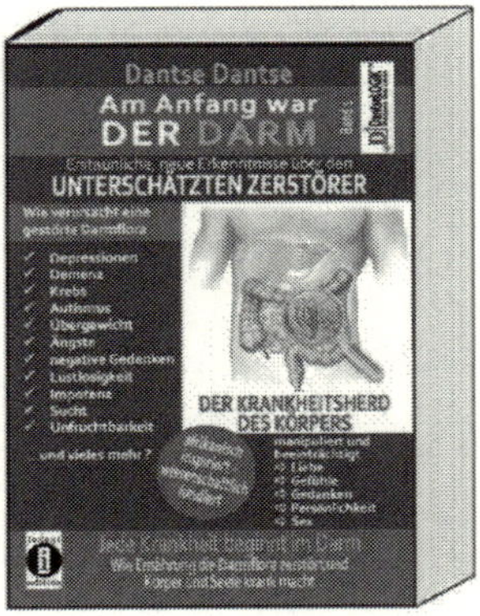

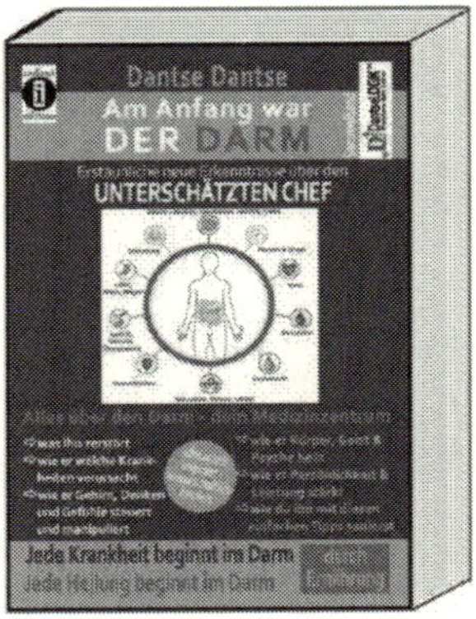

1.2. Entgiftung der Leber

Durch das Reinigen der Leber steigt ihre Stoffwechselleistung an. Du verarbeitest Fett besser und schneller. Du hast mehr Energie und bist aktiver.

Einige Lebensmittel helfen, die Leber zu entgiften:

Knoblauch, Zwiebel, Ingwer, Chilischoten
Diese Gewürze, wenn regelmäßig im Essen oder in einer Suppe eingekocht oder als Tee dazu getrunken, entgiften die Leber und halten sie gesund.

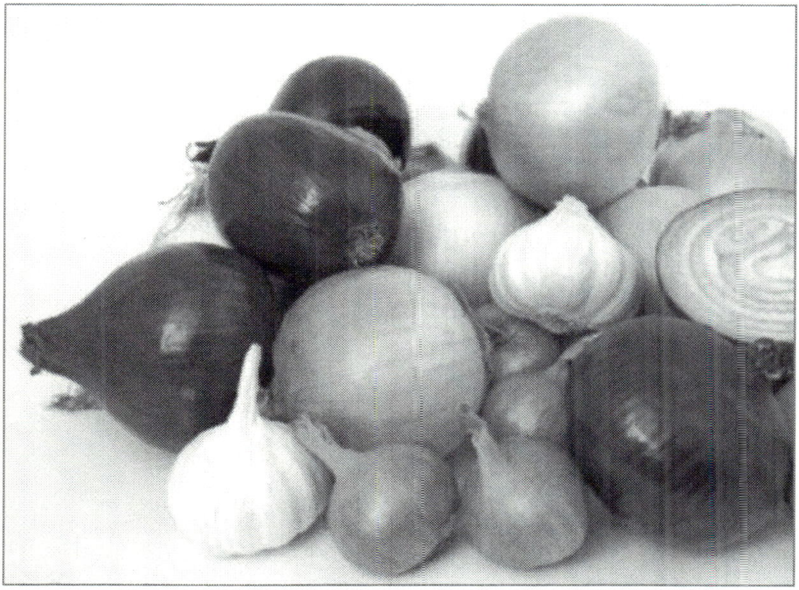

Vollkornprodukte und afrikanische Kohlenhydrate

Sie enthaltenen Ballaststoffen und regen deswegen den Fettstoffwechsel an.

Lebensmittel, die Vitamin B enthalten.

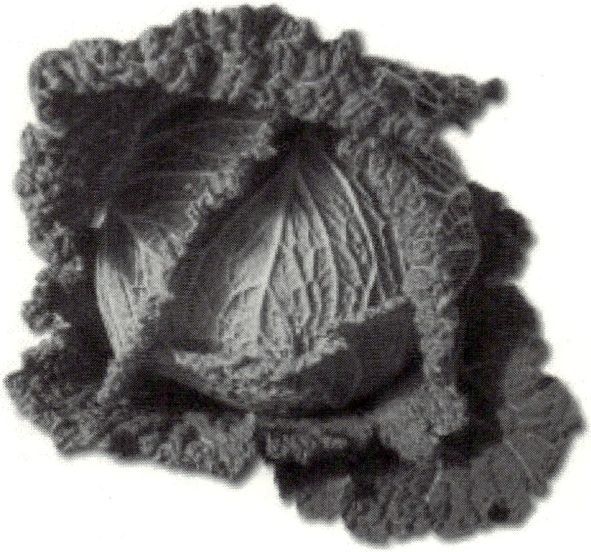

Kohlgemüse

Blumenkohl, Kohl, Brokkoli, Rosenkohl, Grünkohl, Kohlrabi, etc. Sie sind sehr geeignet für die Entgiftung der Leber.

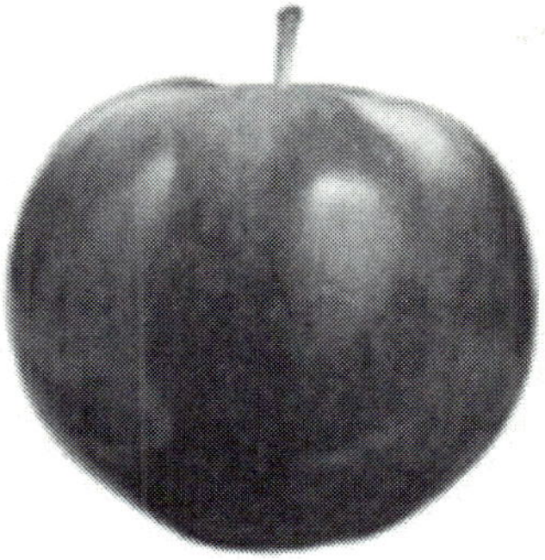

Äpfel

Sie enthalten viel Pektin und weitere chemische Stoffe, die dem Körper helfen, Giftstoffe im Verdauungstrakt zu eliminieren.

Nüsse und Hülsenfrüchte

Sie sind sehr nützliche Lebensmittel für die Entgiftung der Leber und helfen dem Körper, die unerwünschten Giftstoffe zu vertreiben.

Trauben

Rote Trauben aktivieren die Produktion der Gallenflüssigkeit und das Filtersystem der Leberfunktion.

Auberginen

Sie aktivieren die Funktion der Gallenblase.

Tropische Früchte

Wie Ananas, Papaya, Mangos. Sie reinigen die Leber und den Darm.

Grüner Tee, Ingwertee

Sie enthalten viele Antioxidantien, die gut für die Leber sind.

Öl

Es hilft dem Körper und der Leber Gift auszuscheiden. Sehr gut geeignete Öle sind Palmöl, Olivenöl, Kokosöl.

Beeren

Erdbeeren, Himbeeren, Brombeeren, Heidelbeeren.

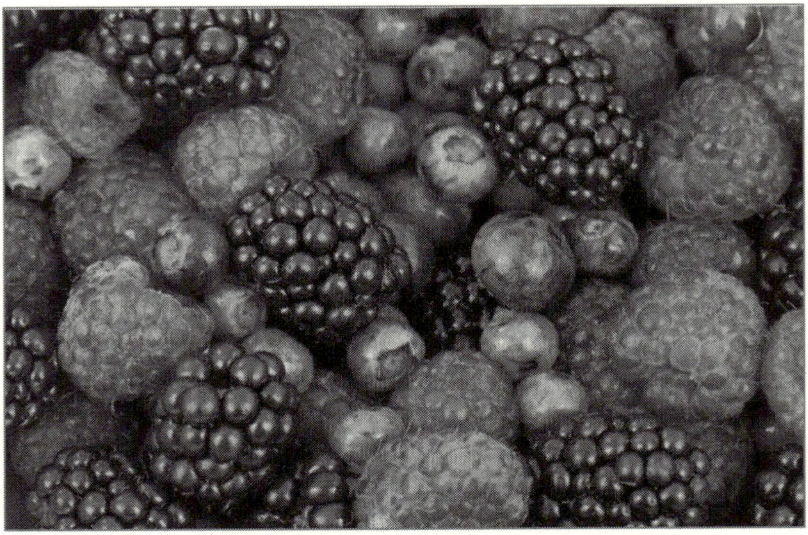

Avocado

Schützt die Leber, wenn es im Körper eine toxische Überlastung gibt.

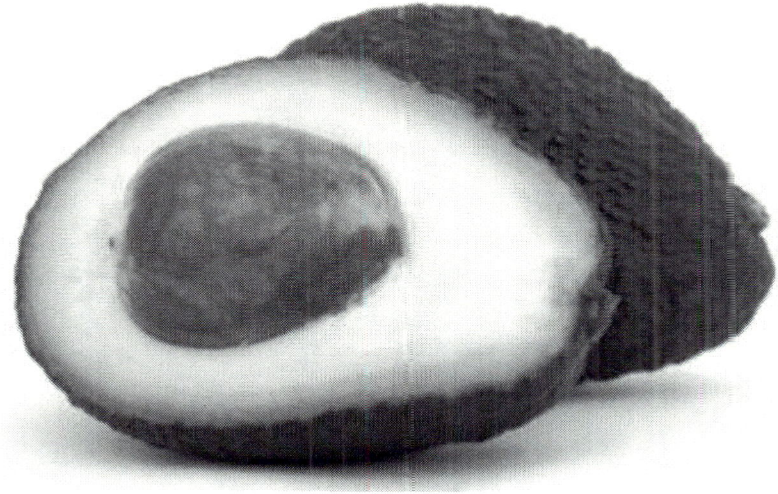

Grünes Gemüse

Hat eine leberschützende Funktion und ist außergewöhnlich, weil es Dank des Chlorophylls Giftstoffe aus dem Blut absorbieren kann.

Endiviensalat

Enthält eine Substanz mit bitterem Geschmack, die hilft, die Blase natürlich zu entleeren.

Lebensmittel, die reich an **Flavonoiden und Beta-Carotin** sind, wie Karotten zum Beispiel. Sie stimulieren die Leberfunktion.

Kurkuma

Hat antiseptische Eigenschaften und ist ein ausgezeichnetes Mittel, das die Entgiftungsprozesse der Leber unterstützt.

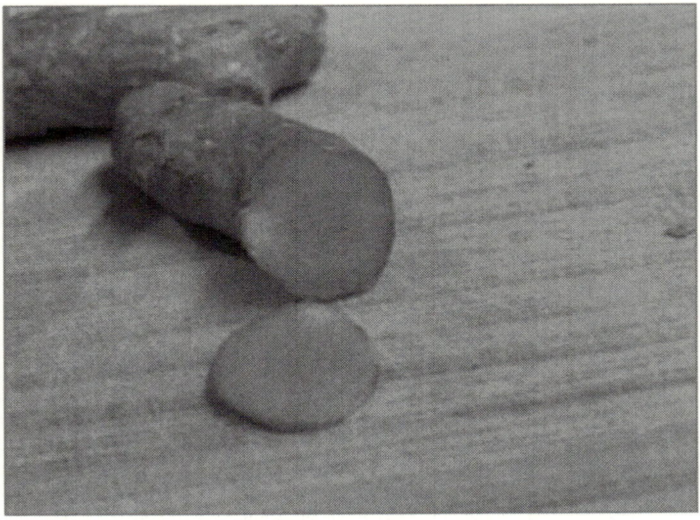

Vermeide den vermehrten Konsum von isolierten Kohlenhydraten, wie Zucker, von Salz und von Transfetten.

1.3. Ein guter und gesunder Stoffwechsel

Was in dich hineingeht, wird verarbeitet und umgewandelt, ein Teil wird ausgeschieden und ein anderer Teil wird durch das Blut in den ganzen Körper transportiert und verteilt, damit alle Organe versorgt werden. Diesen Prozess nennt man den Stoffwechsel. Der Stoffwechsel bestimmt, wie Fett, Zucker usw. aufgenommen, umgewandelt und verbrannt werden. Nun siehst du, warum er für den Körper so wichtig ist. Ein guter und gesunder Stoffwechsel ist essentiell, damit du gesund bleibst. Durch Ernährung und Sport kannst du deinen Stoffwechsel am besten ankurbeln.

Einige Stoffe, die für die Anregungen des Stoffwechsels sehr wichtig sind:

- L-Carnitin (besonders in Fleisch)
- Magnesium
- Vitamin D (durch die Sonne)

- Omega-3-Fettsäuren (ungesättigte Fettsäuren)

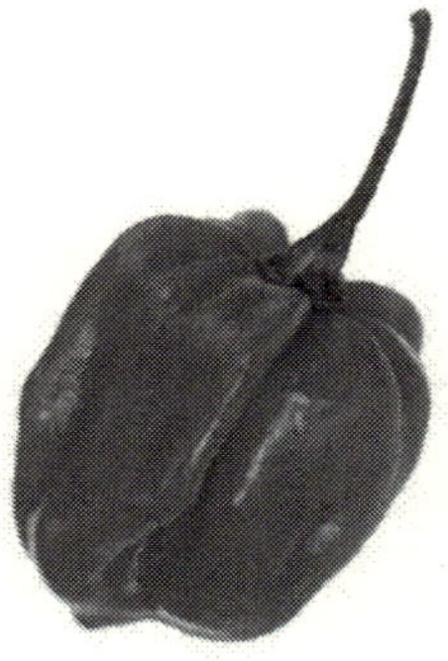

- Capsaicin (aus Chilischoten), gilt als anregender Stoff für den Stoffwechsel
- Das Coenzym Q10

Das Coenzym Q10 hat eine große Bedeutung für die Energiegewinnung in den Zellen. Es aktiviert das Immunsystem, stärkt das Herz, die Leber, die Nieren, die Nerven und Muskeln und steigert die Fettverbrennung.

Der Organismus kann Q10 auch selbst herstellen, aber nur, wenn genügend Folsäure und andere B-Vitamine vorhanden sind. Das Problem ist, dass durch die westliche Ernährungsart diese Stoffe im Körper Mangelware sind.

Q10 findet man in

- Fleisch (viel in Leber oder Niere)
- Fisch (Sardinen, Makrelen, Lachs usw.)

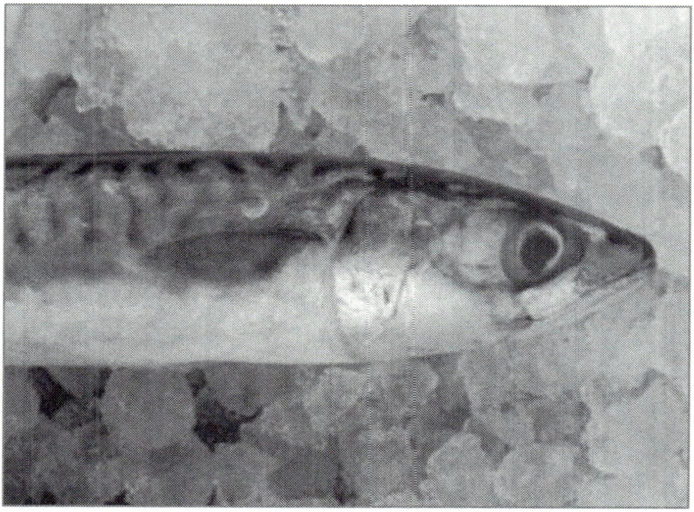

- Nüssen
- Hülsenfrüchten
- Sonnenblumenkernen
- Pflanzenölen
- Pflanzlichen Lebensmitteln (Kohl, Zwiebeln, Ingwer, Knoblauch, Spinat, Grünkohl, Kartoffeln, Spinat, Rosenkohl, Brokkoli usw.)

Alle Lebensmittel, auch Getränke, die in diesem Buch aufgelistet sind, sind wichtig, denn sie regen automatisch deinen Stoffwechsel an. Wenn du diese regelmäßig zu dir nimmst und dich bewegst, wirst du kein Problem mit deinem Stoffwechsel haben. Meide Fertigprodukte und Fast Food, sowie gesüßte Getränke und Limo, wie Cola.

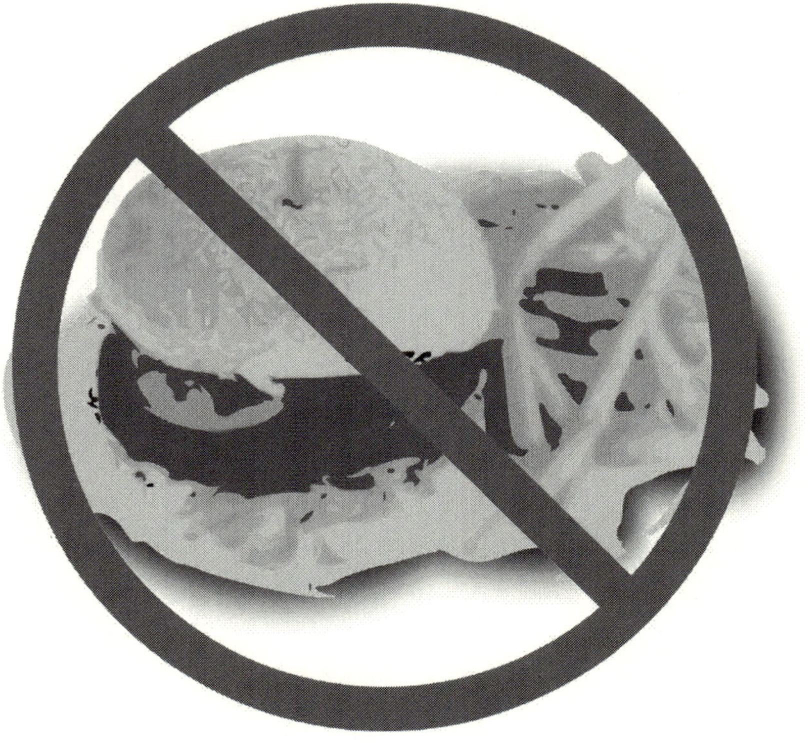

1.4. Entschlacken macht gesund!

Eine Entschlackungskur befreit den Körper, das Blut und die Organe von Schlacken und Giften. Der Körper wird entsäuert. Sie hilft dem Körper Vitalstoffe besser aufzunehmen. Während der Entschlackungskur verlieren die meisten Menschen viele Kilos.

Der Hauptgrund, warum Schlacken überhaupt entstehen, liegt in der falschen und schlechten Ernährung. Auch wenn man Lebensmittel nicht ausreichend kaut, können Schlacken entstehen. Weitere Faktoren sind Alkohol, Nikotin, Medikamente, Umweltgifte, chemische Stoffe (auch im Haushalt), Pollen, Schimmel, Hausstaub, aber auch psychische Faktoren wie Stress, Depression, Ängste sowie Bewegungsmangel können Schlacken verursachen. Die Schlackenstoffe lagern sich in Geweben, Haut, Gefäßen, in den Organen (Leber, Nieren usw.) Gelenken, Darm und Darmschleimhaut an.

Eine Entschlackungsernährung sollte basisch sein, zu empfehlen sind:

- viel Obst (besonders Ananas, Äpfel, Papayas, Mangos, Avocados, Beeren)
- Bitterpflanzen (Mariendistel, Artischocke, Wermut usw.)
- bittere Kräuter-Tees
- Noni-Saft aus der traditionellen exotischen Heilfrucht „Noni“, eine exotische Frucht, die auch unter dem Namen „indische Maulbeere“ bekannt ist
- frische Säfte (wegen der Enzyme)
- Gemüse; es sollte leicht gedünstet werden. Rohes Gemüse sollte nur begrenzt gegessen werden, um Gärung, und somit Verdauungsstörungen, zu vermeiden
- afrikanische Kohlenhydrate
- Reis
- bedingt Nudeln (Vollkorn)

- leichte Suppen
- Gewürze wie Ingwer, Zwiebel, Knoblauch. Sie gehören zu den wichtigen Entschlackungslebensmitteln. Sie sollten auch bei den verschiedenen Obst-Smoothies nicht fehlen
- vitaminarmes Wasser ist zu bevorzugen

Lebensmittel, die zu vermeiden sind:

- Milch und Milchprodukte in großen Mengen
- Süßes
- Alkohol
- Kaffee und schwarzer Tee
- Fertiggerichte
- Transfette
- kohlensäurehaltige Getränke, auch Wasser
- Fleisch sollen stark reduziert werden, Wurstwaren sollten komplett vermieden werden

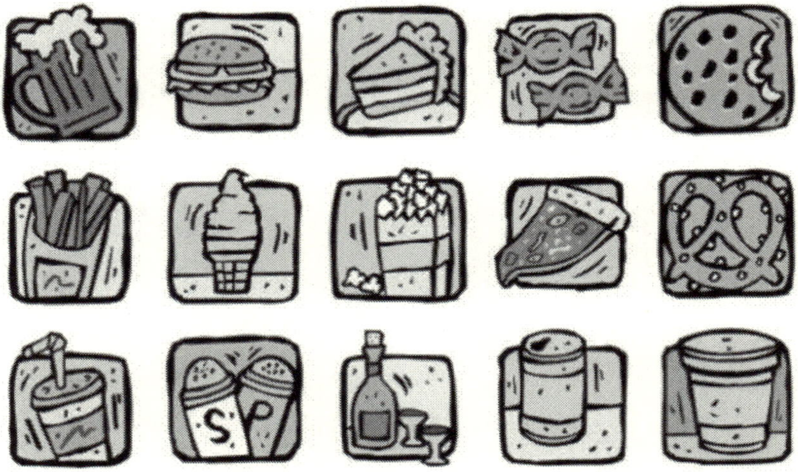

Sport und Bewegung sind sehr gut und fördern eine gute Entschlackung. Eine gute Entschlackungskur sollte mindestens eine Woche dauern. Sehr gut ist, wenn sie 4 Wochen dauert.

2. Welche Lebensmittel machen uns gesund und wirken wie Tabletten?

2.1. Vitaminreiche Lebensmittel: Tabelle wichtiger Vitamine mit ihren Funktionen und eine Liste mit Lebensmitteln, in denen sie zu finden sind

Ich habe nicht alle Lebensmittel hier aufgenommen, damit die Liste noch übersichtlich bleibt. Viele der Lebensmittel kann man ein-fach auf dem hiesigen Markt finden.

Es gibt exotische Lebensmittel, wie Moringa oder Okra, die sehr viele verschiedene Vitamine enthalten. Über diese Tropenfrüchte und Lebensmittel werde ich ein separates Buch schreiben.

Vitamine werden in zwei Gruppen unterteilt:

- Fettlösliche Vitamine: A, D, E, K
- Wasserlösliche Vitamine: B-Gruppe und C

(*** Mit Hilfe von Jumk.de)

Name	**Hauptvorkommen**	**Wirksamkeit**	**Mangel**
Vitamin A (Retinol)	Lebertran, Leber, Niere, Milchprodukte, Butter, Eigelb, als Provitamin A in Karotten	Normales Wachstum; Funktion und Schutz von Haut, Augen und Schleimhaut	Wachstumsstillstand; Nachtblindheit
Provitamin A, Beta Carotin	In grünem und gelb-orangem Obst: Möhren, Aprikose, Spinat, Melone, Kürbis, Petersilie, Grünkohl, Süßkartoffel	Vorstufe von Vit. A Antioxidantien machen freie Radikale unschädlich; unterstützen das Immunsystem.	Beschleunigter Alterungsprozess
Folsäure	Leber, Eidotter, Aprikosen, Bohnen, grünes Blattgemüse, Möhren, Avocados, Melone, Apfelsinen, Vollkornprodukte	Unverzichtbar für Wachstum und Zellteilung, insbesondere für die Bildung der roten Blutkörperchen. Besonders wichtig für Frauen im fruchtbaren Alter. Fördert die Entwick-	Erhöhtes Krebsrisiko, Müdigkeit, Verdauungsprobleme, Nervosität, schlechtes Gedächtnis, Schlaflosigkeit, Verwirrung, Fehlgeburten, Atemnot

Name	**Hauptvorkommen**	**Wirksamkeit**	**Mangel**
Folsäure Forts.		lung des Nervensystems beim ungeborenen Kind	
Vitamin B1 (Thiamin)	Weizenkeime, Vollkorngetreide, Erbsen, Herz, Schweinefleisch, Hefe, Haferflocken, Leber, Naturreis	Wichtig für Nervensystem; bei Leistungsschwäche, Schwangerschaft, Mückenschutz (hochdosiert); Gewinnung von Energie im Körper; beeinflusst Kohlenhydratstoffwechsel; wichtig für Schilddrüsenfunktion	schwere Muskel- und Nervenstörungen, Müdigkeit, Verdauungsstörungen, Wassersucht, Herzschwäche, Krämpfe, Lähmungen, Kribbeln in Arm und Bein
Vitamin B2 (Riboflavin)	Milchprodukte, Fleisch, Vollkorngetreide, Käse, Eier, Leber, Seefisch, grünes Blattgemüse, Molkepulver	Wichtig für Körperwachstum; Verwertung von Fetten, Eiweiß und Kohlenhydraten; gut für Haut, Au-	(selten) Hautentzündungen, spröde Fingernägel, Blutarmut, Hornhauttrübung

Name	**Hauptvorkommen**	**Wirksamkeit**	**Mangel**
Vitamin B2 Forts.		gen und Nägel; wichtiger Energiebringer; Sauerstofftransport	
Vitamin B3 (**Niacin**, Nicotinsäure)	Bierhefe, Erdnüsse, Erbsen, Leber, Geflügel, Fisch, mageres Fleisch	Auf- und Abbau von Fett, Eiweiß und Kohlenhydraten; guter Schlaf	Haut- und Schleimhautentzündungen, Kopfschmerzen, Zittern, Schlafstörungen, Schwindel, Depression, Kribbeln und Taubheitsgefühl in den Gliedmaßen
Vitamin B5 (**Pantothensäure**)	Leber, Gemüse, Weizenkeime, Spargel, Fleisch, Krabben, Sonnenblumenkerne, Pumpernickel	Gegen Ergrauen, Haarausfall, Haar- und Schleimhauterkrankungen; wird benötigt zum Abbau von Fett, Eiweißen und Kohlenhydraten	Nervenfunktionsstörungen, schlechte Wundheilung, frühes Ergrauen, geschwächtes Immunsystem

Name	Hauptvorkommen	Wirksamkeit	Mangel
Vitamin B6 (Pyridoxin)	Bananen, Nüsse, Vollkornprodukte, Hefe, Leber, Kartoffeln, grüne Bohnen, Blumenkohl, Karotten	Hilft bei Reisekrankheit, Nervenschmerzen, Leberschaden, Prämenstruellem Syndrom, Eiweißverdauung; zusammen mit Folsäure wichtigstes Schwangerschaftshormon; Entgiftung	(eher selten) Darmbeschwerden, schlechte Haut, Müdigkeit, spröde Mundwinkel
Vitamin B7 (**Biotin**, Vitamin H)	Leber, Fleisch, Blumenkohl, Champignons, Vollkornprodukte, Ei, Avocado, Spinat, Milch	Hauterkrankungen; Haarwuchsschäden; Leberschäden; unterstützt Stoffwechselvorgänge; wird mit Vitamin K zum Aufbau der Blutgerinnungsfaktoren benötigt; un-	Erschöpfungszustände, Hautentzündungen, Muskelschmerzen, Haarausfall, Übelkeit, Depression

Name	**Hauptvorkommen**	**Wirksamkeit**	**Mangel**
Vitam B7 Forts.		terstützt Kohlenhydrat- und Fettsäurestoffwechsel für Haut und Schleimhäute	
Vitamin B9 (**Folsäure**, Vitamin M)	Leber, Weizenkeime, Kürbis, Champignons, Spinat, Avocado	Leberschäden; Zellteilung; Heilung und Wachstum der Muskeln und Zellen; Eiweißstoffwechsel; Gewebeaufbau	Blutarmut, Verdauungsstörungen, Störungen des Haar-, Knochen- und Knorpelwachstums
Vitamin B12 (Cobalamin)	Leber, Milch, Eigelb, Fisch, Fleisch, Austern, Quark, Bierhefe	Aufbau Zellkernsubstanz; Bildung von roten Blutkörperchen; hilft gegen Nervenschmerzen, Haut- und Schleimhauterkrankungen, Leberschäden	Blutarmut, Nervenstörungen, nervöse Störungen, Veränderung an der Lunge und am Rückenmark

Name	Hauptvorkommen	Wirksamkeit	Mangel
Vitamin C (Ascorbinsäure)	Hagebutten, Sanddorn, Zitrusfrüchte, Johannisbeeren, Kartoffeln, Paprika, Tomaten, Kohl, Spinat, Gemüse, Rettich	Entzündungs- und Blutungshemmend; fördert Abwehrkräfte; schützt Zellen vor chemischer Zerstörung; aktiviert Enzyme; Aufbau von Bindegewebe, Knochen und Zahnschmelz; schnellere Wundheilung; stabilisiert die Psyche	Zahnfleischbluten, Müdigkeit, Gelenk- und Kopfschmerzen, schlechte Wundheilung, Appetitmangel, Skorbut, Leistungsschwäche
Vitamin D (Calciferol)	Lebertran, Leber, Milch, Eigelb, Butter, Meeresfische, Champignons, Avocado, Hering	Regelt Calcium- und Phosphathaushalt; Knochen-aufbau; fördert Kalzium-aufnahme	Knochenverkrümmung- & -erweichung, Osteomalazie, erhöhte Infektanfälligkeit, Muskelschwäche

Name	**Hauptvorkommen**	**Wirksamkeit**	**Mangel**
Vitamin E (Tocopherole)	Sonnenblumen-, Mais-, Soja- und Weizenkeimöl, Nüsse, Leinsamen, Schwarzwurzel, Peperoni, Kohl, Avocado	Stärkung des Immunsystems; entzündungshemmend; Zellerneuerung; Schutz vor Radikalen; reguliert Cholesterinwerte & Hormonhaushalt; wichtig für Blutgefäße, Muskeln& Fortpflanzungsorgane	(selten) Sehschwäche, Müdigkeit, Muskelschwund, Unlust, Fortpflanzungsschwierigkeiten
Vitamin K (Phyllochinone)	Kresse, Leber, Grünkohl, Kiwi, grünes Gemüse, Zwiebeln, Haferflocken, Tomaten, Eier	Erforderlich für Bildung der Blutgerinnungsfaktoren	Hohe Dosen von Vitamin A & E wirken Vitamin K entgegen

2.2. Mineralienreiche Lebensmittel: Tabelle wichtiger Mineralien und Spurenelemente und in welchen natürlichen Lebensmitteln sie enthalten sind

Der menschliche Körper kann ohne Mineralstoffe nicht gesund sein. Die Ursache vieler Krankheiten führen Mediziner auf fehlende Mineralstoffe zurück. Der menschliche Körper kann aber natürliche Mineralstoffe wie Kalium oder Magnesium nicht selbstständig produzieren, sondern kann sie nur über die Nahrung aufnehmen.

Viele wissenschaftliche Studien zeigen, dass unser Körper künstliche Mineralstoffe nicht verwerten kann, deswegen ist die beste und richtige Zuführung nur mit natürlichen Mineralstoffen möglich.

*** Dankend von www.orthoknowledge.eu/vitamine-tabel/

Name	Hauptvorkommen	Wirksamkeit	Mangel
Bor B	Birnen, Trockenpflaumen, Rosinen, Hülsenfrüchte, Äpfel, Tomaten	Trägt dazu bei, Calciumverlust und Demineralisierung der Knochen zu verhindern. Kann Gedächtnis und kognitive Funktionen verbessern.	Knochenerkrankungen, Wachstumsprobleme, Arthritis, Pilz- und bakterielle Infektionen
Calcium Ca	Milchprodukte, Hülsenfrüchte, Gemüse, Tofu, Lachs, Nüsse	Baustein der Knochen und Zähne. Erforderlich für die Nerven- und Muskelfunktionen.	Knochenentkalkung, schlechtes Gebiss und Knochengerüst, Allergien, hoher Blutdruck, Migräne, Herzprobleme

Name	**Hauptvorkommen**	**Wirksamkeit**	**Mangel**
Chlorid Cl	Kochsalz, Meeresalgen, Fischprodukte, Seetang, Oliven, Meerwasser, Wasser des Großen Salzsees	Regelt Säure-Base-Gleichgewicht im Blut & bildet eine chemische Verbindung mit Natrium und Kalium. Regt die Leberfunktion an. Spielt eine wichtige Rolle bei der Verdauung.	Frühzeitiger Haar- und Zahnausfall
Chrom Cr	Vollkornprodukte, Fleisch, Fisch, Leber, Bierhefe, Pilze, Eidotter	Wirkt im Körper als Glukosetoleranzfaktor (GTF), der die Insulinwirkung stimuliert.	Reizbarkeit, Depressivität, Hypoglykämie, hoher Cholesterinspiegel Angstzustände, Diabetes
Eisen Fe	Meeresalgen, Muscheln, Austern, Nüsse, Kakaopulver, rotes Fleisch, Eidotter	Bestandteil der roten Blutkörperchen. Wichtig für den Sauerstofftransport durch den Körper und für das Immunsystem. Ist Bestandteil verschiedener	Blutarmut, schlechtes Hörvermögen, Regelschmerzen Restless-Legs-Syndrom, Müdigkeit

Name	Hauptvor-kommen	Wirksamkeit	Mangel
		Stoffwechsel-enzyme.	
Jod J	Fisch, Krusten- und Schalentiere, Ananas, Meeresalgen, Rosinen, Milchprodukte	Bildung von Hormonen in der Schilddrüse. Zur Gesunderhaltung von Haut, Haar und Nägeln.	Schilddrüsen-probleme, Kropf, zähe Schleimhaut
Kalium K	Nüsse, grünes Gemüse, Avocados, Bananen, Sojabohnen-mehl, Kartoffeln, Wasser des Großen Salzsees	Bildet mit Natrium und Chlorid die lebenswichtigen Elektrolytsalze, die für das Flüssigkeits-gleichgewicht im Körper essenziell sind. Beteiligt an Muskelfunktionen, Nervenleitung, Herztätigkeit und Energie-erzeugung. Stabilisiert die innere Zell-struktur.	Erbrechen, Benommenheit, Muskel-schwäche und -lähmung, niedriger Blutdruck, Schläfrigkeit, Verwirrung, extreme Müdigkeit

Name	Hauptvorkommen	Wirksamkeit	Mangel
Kupfer Cu	Avocados, Innereien, Rübensirup, Krustentiere, Austern, Nieren, Eidotter, Fisch, Hülsenfrüchte	Bestandteil (mit Zink und Mangan) des antioxidativen Enzymsystems. Erforderlich für die Pigmentsynthese und den Eisenstoffwechsel.	Blutarmut, Ödem, Blutungen, Probleme mit der Hautpigmentierung, Haarprobleme, leichte Reizbarkeit, Verlust des Geschmackssinns, Appetitverlust
Magnesium Mg	Wasser aus dem Großen Salzsee in Utah – einem der reichhaltigsten Vorkommen an natürlichem Magnesium. Naturreis, Sojabohnen, Nüsse, Fisch, Hülsenfrüchte, Vollkornprodukte, Bierhefe, grünes Blattgemüse,	Beteiligt an über 200 Funktionen im Körper. Spielt eine Rolle beim Knochenaufbau, der Energieproduktion und den Muskel- und Nervenfunktionen. Auch bedeutsam für Herz und Blutkreislauf. Bestandteil vieler Enzyme. Co-Faktor für Vitamin B & C.	Unregelmäßiger Puls, Antriebsmangel, Nierensteine, Asthma, Osteoporose, Depressivität und Angstzustände, PMS, Regelschmerzen, Fibromyalgie, Glaukom, Diabetes, geringe Ausdauer (insbesondere bei Sportlern), Schlaflosigkeit, Migräne, Zahnfleischprobleme,

Name	Hauptvorkommen	Wirksamkeit	Mangel
	Zartbitterschokolade		zu hoher Cholesterinspiegel, hoher Blutdruck, Gehörverlust, Prostataprobleme
Mangan Mn	Vollkornprodukte, Nüsse, Gemüse, Leber, Tee, Möhren	Bestandteil (mit Zink und Kupfer) des antioxidativen Enzymsystems. Erforderlich für den Knochenaufbau, die Gelenke und das Nervensystem.	Dermatitis, schlechte Gedächtnisfunktion, Epilepsie, Blutarmut, Diabetes, Herzbeschwerden, Arthritis
Molybdän Mo	Buchweizen, Weizenkeime, Hülsenfrüchte, Leber, Vollkornprodukte, Eier	Beteiligt am Stoffwechsel schwefelhaltiger Aminosäuren und an der Produktion von Harnsäure. Antioxidans. Erforderlich für die Synthese von Taurin.	Impotenz bei Männern, leichte Reizbarkeit, unregelmäßiger Puls

Name	Hauptvorkommen	Wirksamkeit	Mangel
Natrium Na	Speisesalz, Schalentiere, Möhren, Artischocken, Rüben, getrocknetes Rindfleisch	Sorgt dafür, dass die Muskeln und Nerven richtig funktionieren.	Sonnenstich, Benommenheit durch Hitze
Phosphor P	Fleisch, Hefe, Vollkornprodukte, Käse, Nüsse, Soja, Fisch	Erforderlich für den Gesamtaufbau des Körpers. Bestandteil von ATP, dem Energieträger in den Muskeln.	Verwirrung, Appetitmangel, Schwäche, leichte Reizbarkeit, Sprachprobleme, verminderte Widerstandskraft gegen Infektionen, Blutarmut
Selen Se	Thunfisch, Hering, Tomaten, Zwiebeln, Brokkoli, Weizenkeime und Kleie	Wirkt als Antioxidans und bietet Schutz vor Alterserscheinungen. Trägt zur Prävention von Immunkrankheiten bei.	Verminderte Immunität und Widerstandskraft gegen Infektionen, verminderte Zeugungs-fähigkeit bei Männern, Altersflecken, verzögertes Wachstum

Name	Hauptvorkommen	Wirksamkeit	Mangel
Vanadium V	Petersilie, Radieschen, Kopfsalat, Knochenmehl, Krebse	Bedeutsam für das Elektrolytgleichgewicht. Für die Aktionspotentiale von Muskeln und Nerven. Für Knochen und Zähne.	Nicht bekannt
Zink Zn	Fleisch, Pilze, Saaten, Nüsse, Austern, Eier, Vollkornprodukte, Bierhefe	Wichtiger Hüter des Immunsystems. Unentbehrlich für die Struktur und Funktion von Zellmembranen. Erforderlich für die Fortpflanzung und den Blutzuckerspiegel.	Unfruchtbarkeit bei Männern, Hautausschlag, Arthritis, Geschwüre, Wachstumsprobleme, Allergien, Alkoholabhängigkeit

2.3. Antioxidantienreiche Lebensmittel

Antioxidantien sind chemische Verbindungen, die die unerwünschte Oxidation anderer Substanzen gezielt verhindern. Sie sind Radikalenfänger. Freie Radikale attackieren Zellen und verursachen oxidativen Stress. Dieser gilt als mitverantwortlich für das Altern und wird mit der Entstehung einer Reihe von Krankheiten in Zusammenhang gebracht.

Antioxidantien schützen den Körper vor diesen Angriffen, indem sie die Kettenreaktionen der freien Radikalen unterbrechen. Sie verhindern so den oxidativen Stress und wenden Zellschäden ab.

Antioxidantien können noch viel mehr tun. Sie

- bieten Schutz vor Umweltschadstoffen
- bieten Schutz vor Alzheimer, vor Lungenerkrankungen wie Asthma oder Bronchitis, vor Krebs, Herzerkrankungen und Schlaganfällen, Arteriosklerose und schützen die Augen vor

Makuladegeneration (Netzhautschädigung, die zum fortschreitenden Sehverlust führt)

- senken den Cholesterinspiegel
- verlangsamen den Alterungsprozess
- unterstützen den Körper im Kampf gegen Schäden durch Zigarettenrauch, Alkohol, schlechte Ernährung, Stress,
- Und viel mehr

Antioxidantien findet man unter anderem in:

- Vitaminen
- Mineralien
- Spurenelementen
- Enzymen
- sekundären Pflanzenstoffen.

Auch Ingwer, Knoblauch, Zwiebel enthalten viele Antioxidantien.

2.3.1. Vorkommen natürlicher Antioxidantien

Vorkommen natürlicher Antioxidantien	
Verbindung(en)	**Lebensmittel mit hohem Gehalt**
Vitamin C (Ascorbinsäure)	Frisches Obst und Gemüse
Vitamin E (Tocopherole, Tocotrienole)	Pflanzenöle
Polyphenolische Antioxidantien (Resveratrol, Flavonoide)	Tee, Kaffee, Soja, Obst, Olivenöl, Kakao, Zimt, Oregano, Rotwein, Granatapfel
Carotinode (Lycopin, Betacarotin, Lutein)	Obst, Gemüse, Eier

(Quelle: Wikipedia)

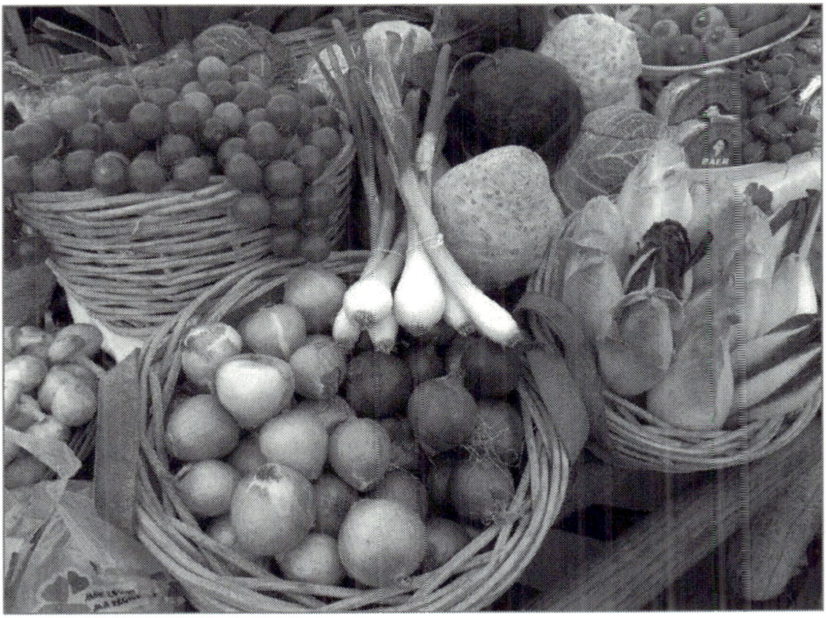

Muttermilch ist ebenfalls eine Quelle von Antioxidantien für das Baby. Eine Reihe von Antioxidantien wird als Bestandteil der Muttermilch an den Säugling weitergegeben, um dort ihre Wirkung zu entfalten.

2.3.2. Synthetische Antioxidantien

Es gibt nicht nur natürliche Antioxidantien, sie werden auch synthetisch hergestellt. Diese können aber gesundheitliche Risiken mit sich bringen. Krebsfördernde Wirkungen wurden schon in vielen Studien nachgewiesen. Bei einigen Antioxidationsmitteln wurde im Tierversuch belegt, dass Wachstum und Infektabwehr beeinträchtigt werden können. Beim Menschen können auch Allergien auftreten. Deswegen ist es ratsam, möglichst wenig solcher künstlichen Radikalenfänger zu sich zu nehmen.

Nur weil auf einem Fertiggericht „ Antioxidant“ steht, sollte man nicht glauben, dass man etwas Gutes für seine Gesundheit tut!

In Lebensmitteln zugelassene synthetische Antioxidantien

E 220 Schwefeldioxid
E 221 Sulfite Natriumsulfit
E 222 Natriumhydrogensulfit
E 223 Natriumdisulfit
E 224 Kaliumdisulfit
E 226 Kalziumsulfit
E 227 Kalziumhydrogensulfit
E 228 Kaliumhydrogensulfit
E 270 Milchsäure
E 300 Ascorbinsäure
E 301 Natrium-L-Ascorbat
E 302 Calcium-L-Ascorbat
E 304 Ascorbinsäureester
E 306 Tocopherol
E 307 Alpha-Tocopherol
E 308 Gamma-Tocopherol
E 309 Delta-Tocopherol
E 310 Propylgallat
E 311 Octygallat
E 312 Dodecylgallat
E 315 Isoascorbinsäure
E 316 Natriumisoascorbat
E 319 tertiär-Butylhydrochinon (TBHQ)
E 320 Butylhydroxianisol
E 321 Butylhydroxitoluol
E 322 Lecithin
E 330 Citronensäure
E 331 & E 332 Salze der Zitronensäure
E 331 Natriumzitrat
E 332 Kaliumzitrat
E 385 Calcium-Dinatrium-EDTA
E 450 Diphosphate
E 450a Dinatriumdiphosphat
E 450b Trinatriumdiphosphat
E 450c Tetranatriumdiphosphat
E 450d Dikaliumdiphosphat
E 450e Trekaliumdiphosphat
E 450f Dikalziumdiphosphat
E 450g Kalziumdihydro gendiphosphat
E 451 Triphosphate
E 451a Pentanatriumtriphosphat
E 451b Pentakaliumtriphosphat
E 452 Polyphosphat
E 452a Natriumpolyphosphat
E 452b Kaliumpolyphosphat
E 452c Natriumkalziumpolyphosphat
E 452d Kalziumpolyphosphat
E 512 Zinn-II-Chlorid

Achtung: In folgenden verarbeiteten Lebensmitteln werden synthetische Antioxidantien eingesetzt (nur ein Auszug):

- Säuglingsanfangsnahrung
- Milchprodukte: Käse
- Fettes Essen, gesättigte Fette (Transfette), kalorienreiches Esse, Fertiggerichte, Fast Food, Tiefkühlessen, schlechtes Öl, Mayonnaise und Salatdressing, tierisches Fett, Pizza, paniertes Essen, usw.
- Fleisch- und Fleischersatzprodukte: Fleischwaren, Wurstwaren, Geräuchertes, Gepökeltes, Innereien, Schnitzel, Gebratenes Fleisch, Leberkäse, Tofu, aber auch Fisch und Fischkonserven
- Getrockneter oder gefrorener Fisch mit roter Haut, gesalzener Trockenfisch
- Nüsse mit Schalen
- Süßigkeiten, Speiseeis, Konfitüre, Kaugummi
- Obst und Gemüse: geschälte Kartoffeln, tiefgefrorene Kartoffelprodukte, getrocknete Kartoffeler-

zeugnisse, geschnittenes und verpacktes Gemüse und Obst, getrocknete Tomaten, weiße Gemüsesorten getrocknet oder tiefgefroren, Trockenfrüchte, Obstkonserven

- Gesüßte Getränke: ACE–Getränke, Fruchtgetränke, Fruchtnektar, gesüßte Säfte oder Soda wie Cola und Limo, Tee und Kaffee mit Zucker, Energy-Drinks
- Weizen: Weißmehl, Kuchen, Eierteigwaren, Brot, Teigwaren, Kuchenmischungen, Hefe
- Speiseöle, Speisefette

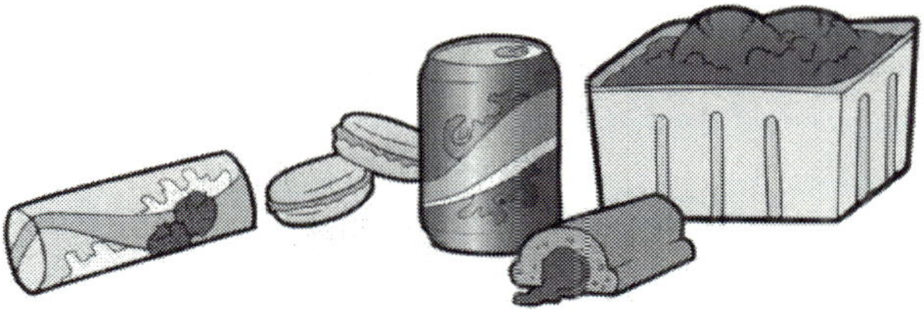

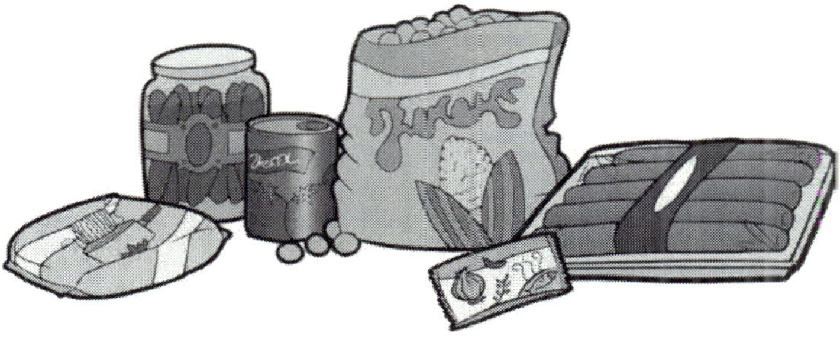

2.4. Omega-3-Fettsäuren – wichtige Bestandteile der Nahrung: Welche Lebensmittel enthalten die mehrfach ungesättigten Fettsäuren?

Omega-3-Fettsäuren gehören zu den mehrfach ungesättigten Fettsäuren, wie DHA und sind wichtige und notwendige Bestandteile unserer Ernährung und sie werden vor allem im Gehirn gebraucht. Das menschliche Gehirn besteht zu einem großen Teil aus DHA, das zur Stärkung der Hirnleistung und der Bekämpfung von zahlreichen Krankheiten, wie zum Beispiel Alzheimer, Herzinfarkt, Demenz, Thrombose und ADHs benötigt wird, außerdem hilft es gegen Übergewicht.

Omega-3-Fettsäuren werden weiter benötigt für:

- die Produktion von Hormonen
- die Synthese von Eiweiß
- die Bekämpfung von Entzündungen und Infektionen
- die Bildung körpereigener Abwehrzellen

- den Schutz des Herzens
- das Senken des Blutdrucks
- das Reduzieren des Blutzuckerspiegels
- und vieles mehr.

DHA kann sowohl über die Nahrung, vor allem durch Öle von fettreichen Meeresfischen, wie Makrele, Hering, Aal und Lachs, zugeführt werden, als auch im menschlichen Organismus aus der essentiellen alpha-Linolensäure synthetisiert werden.

Gute Lebensmittel, die Omega-3-Fettsäuren enthalten:

- Öl: Hanföl, Leinöl, Walnussöl, Algenöl, Rapsöl, Sojaöl, diese enthalten zwar kein DHA und EPA, dafür jedoch deren Vorstufe, die Omega-3-Fettsäure ALA (Alpha-Linolensäure). Diese Vorstufe kann der Körper in DHA und EPA umwandeln. 20 Gramm Rapsöl (ca. zwei Esslöffel) entsprechen dabei etwa einer Menge von 1 bis 1,5

Gramm Omega-3-Fettsäuren. Das würde für den Tagesbedarf ausreichen.

- Fisch: Lachs, Hering, Turnfisch, Makrele, Aal

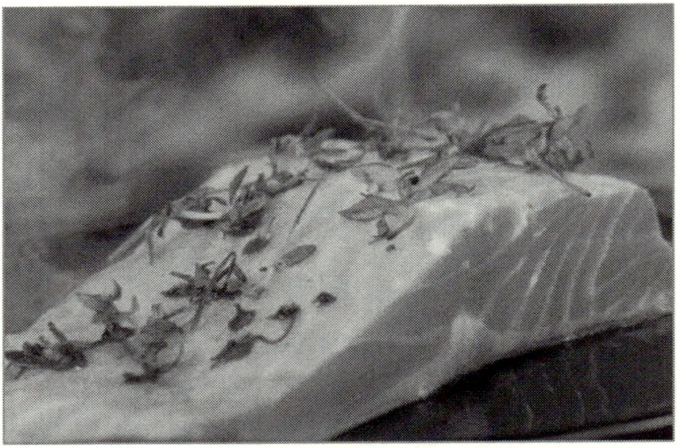

- Leinsamen, Walnüsse

Eine längere Einnahme von sehr hohen Dosen an Omega-3-Fettsäuren aus Ernährungsergänzungsmitteln kann zu gesundheitlichen Problemen führen, wie zum Beispiel der Erhöhung des Cholesterinspiegels, der Schwächung des Immunsystems, der Vermehrung von Infektionskrankheiten und entzündungsbedingte Krankheiten, Übelkeit, Erbrechen, usw.

2.5. Reichlich pflanzliches Öl ist gesund! Eine gute Balance aus gesättigten und ungesättigten Ölen tut dem Körper sehr gut

Ich finde es nicht okay, wie manche Ernährungsberater uns weismachen wollen, dass Öl ungesund ist. Was Naturvölker seit tausenden von Jahren benutzen und womit sie auch Krankheiten bekämpfen, kann heute nicht ungesund sein. Man sollte nur vergleichen, um selbst die Wahrheit zu sehen. In den Ländern Afrikas und Asiens, zum Beispiel in Kamerun oder China, wird das Essen in reichlich pflanzlichem Öl zubereitet. Es wird viel frittiert. Aber wir finden dort Menschen mit den wenigsten Zivilisationskrankheiten, die mit Fett in Verbindung gebracht werden. Und in den westlichen Ländern findet man Menschen, die häufig an solchen Krankheiten leiden, obwohl sie sehr wenig Öl aus Pflanzen benutzen.

Während meiner Lehre in Afrika lernte ich, dass der Körper die Kombination aus gesättig-

ten und ungesättigten pflanzlichen Ölen und sogar tierisches Fett aus Tierfleisch braucht. Es müssen nur gesunde Öle und gesunde Tiere sein.

Ich lernte sehr früh, dass jede Zelle unseres Körpers (Gehirn, Knochen, Haut, Muskeln usw.) auf Fettsäuren angewiesen ist.

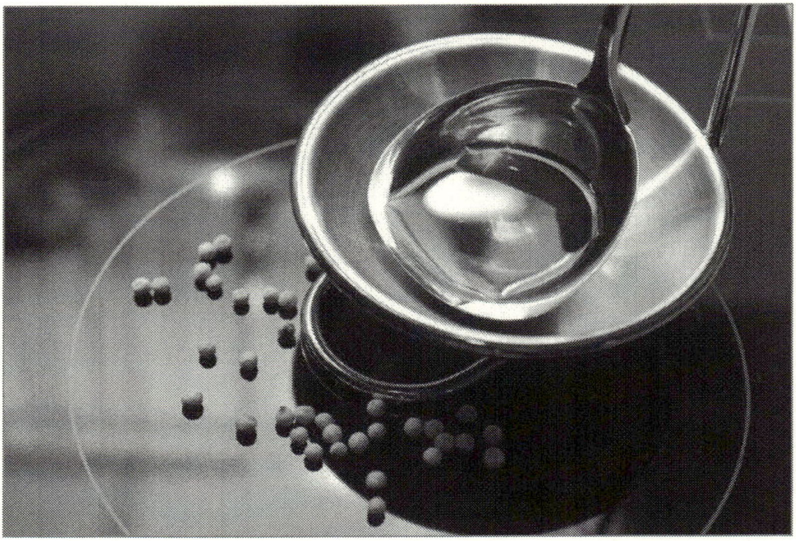

Wie ich schon in vielen Bereichen dieses Buches erklärt habe, ist Öl nicht ungesund, nur weil es fett ist. Im Gegenteil! Reines Öl ist nicht nur gesund, sondern bekämpft auch bestimmte Krankheiten und oft braucht der Körper erst dieses Mittel, um bestimmte Nährstoffe richtig zu transportieren und aufzunehmen.

Öl hilft auch bei der Gewichtsreduktion. Ich habe erzählt, wie wir als Kinder reines Öl als Abführmittel nahmen und wie es auch wirkte. In Kamerun „trinkt" man Öl, sagt man. Aber die Menschen dort sind viel schlanker und muskulöser als Menschen hier in Europa. Ich selbst koche für meine ganze Familie in Deutschland mit reichlich Öl.

Gutes pflanzliches Öl (Kokosöl, Palmöl, Erdnussöl, Olivenöl, Rapsöl und auch Sonnenblumenöl) hilft dem Magen bei seiner Arbeit, es reinigt den Darm und hilft bei der Ausscheidung von schlechten Stoffen, Giften, Fetten und Müll aus dem Körper, es ist antibakteriell, schützt vor Infektionen, stärkt das Immunsystem, hilft beim Muskelaufbau, stärkt die Nerven, lässt uns Vitalstoffe gut aufnehmen. Palmöl zum

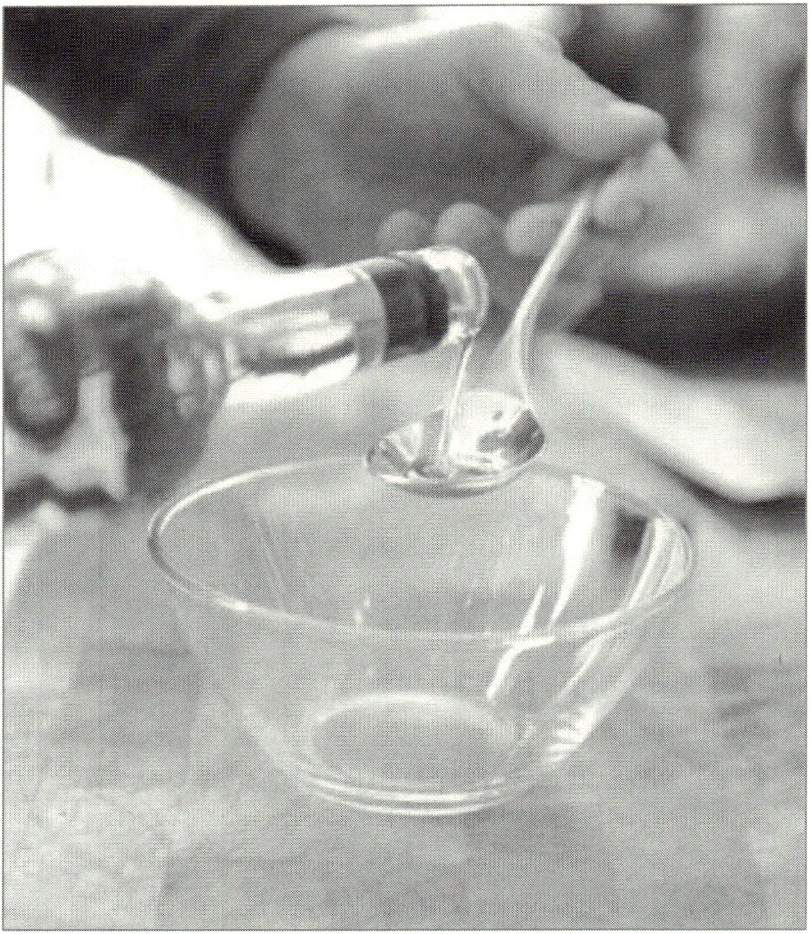

Beispiel ist sehr gut gegen Übelkeit oder Vergiftungen. Auch bei Rauch und Gasvergiftungen benutzt man in Afrika Palmöl. Schwangere Frauen nehmen oft rohes Palmöl zu sich, damit ihnen nicht schlecht wird, und es hilft dem Kind, sich gut zu entwickeln. Man sagte mir, dass es wichtig ist, dass Schwangere ständig und besonders kurz vor der Geburt Palmöl zu sich nehmen, denn es erleichtert die Geburt. Ich stellte fest, dass Frauen in Kamerun im Zuge der Werbung der Industrie immer mehr „moderne" Öle zu sich nehmen und auch schwierigere Geburten haben als die Frauen früher. „Zufällige" Koinzidenz?

Öl hilft einer guten Verdauung und trägt dazu bei, dass das Essen lecker schmeckt und dass man weniger isst. Man ist schneller übersättigt und dadurch nimmt man auch ab.

Schlechte pflanzliche Öle und schlechte tierische Öle und Fette, voller Chemikalien, sind eine Gefahr für den Körper. Butter, Sahne und Co. sind mit großer Vorsicht zu verzehren, weil auch die Tiere, die uns diese Produkte geben, mit Chemikalien vollgepumpt werden. Diese chemischen Zusatzstoffe landen automatisch in den Produkten dieser Tiere und vergiften uns, wenn wir sie verzehren.

In einem Bericht der Zeitschrift *Men's Health* 2010 stand folgendes

> *„Fette haben wichtige Aufgaben im Körper. Sie bilden einen schützenden Bestandteil der Zellmembranen, dienen als Transporter für fettlösliche Vitamine, können im Körper als Depotfett gespeichert und bei Energiebedarf angezapft werden. Es gibt gesättigte, einfach ungesättigte und mehrfach ungesättigte Fettsäuren. Die mehrfach ungesättigten dürfen auf Ihrem Speiseplan nicht fehlen. "Wichtig ist die Balance von Omega-3- und Omega-6-Fettsäuren", sagt Ernährungswissenschaftlerin und Buchautorin Ulrike Gonder, (Fett!, Hirzel-Verlag, um 17 €). Omega-6-Fettsäuren nehmen Sie mit der Nahrung automatisch in ausreichendem Maße auf. Um aber auch eine entsprechende Menge an*

Omega-3-Fettsäuren zu bekommen, müssen Sie öfter mal Seefisch, Walnüsse, Lein- und Rapsöl auf die Speisekarte setzen. „Die Omega-3-Fettsäuren kurbeln die Fettverbrennung und die Wärmeabgabe an, sie wirken gefäßerweiternd und blutdrucksenkend", sagt Professor Worm.

Ich würde sagen, dass chemikalienfreie Öle gesund für den Körper sind und ungesunde Öle auch ungesund und gefährlich für den Körper sind. Aber Fakt ist, dass unsere Zellen, Membranen und Organe Öl brauchen.

Gute Öle, besonders, wenn sie nicht mit Chemikalien vermischt sind, sind: Hanföl, Makadamiaöl, Sesamöl, Kürbiskernöl, Walnussöl, Mandelöl, Pekannussöl, Leinsamenöl, Avocadoöl, Kokosöl, Palmöl, Erdnussöl.

Fette gehören neben Kohlenhydraten und Proteinen zu den drei Grundnährstoffen

Ungesättigte Fette gelten als „gute“ Fette, die in einfach und mehrfach ungesättigte Fette aufgeteilt werden. Nur die Omega-6-Fettsäure und die Omega-3-Fettsäure müssen mit der Nahrung zugeführt werden, deshalb werden sie auch als essentielle Fettsäuren bezeichnet.

Omega-6-Fettsäuren sind zum Beispiel für das Wachstum, Wundheilung oder zum Schutz gegen Infektion verantwortlich. Omega-3-Fettsäuren sind in Lachs, Thunfisch, Hering, Makrele und Tofu enthalten und Omega-6-Fettsäuren in Sonnenblumen-, Distel-, Mais- und Sojaöl.

Mehrfach ungesättigte Fette stecken zum Beispiel in fetthaltigem Fisch wie Lachs, Hering und Makrele und in Pflanzenölen.

Einfach ungesättigte Fette sind zum Beispiel in Olivenöl, Rapskernöl oder Nüssen zu finden. Sie spielen eine wichtige Rolle in der Blutgerinnung und bei der

Übertragung von Nervenbotschaften und verbessern die Balance des Cholesterinwertes.

Übergewicht und seine Folge entsteht nicht durch zu viel Fettaufnahme in der Ernährung, sondern durch die schlechten Fette.

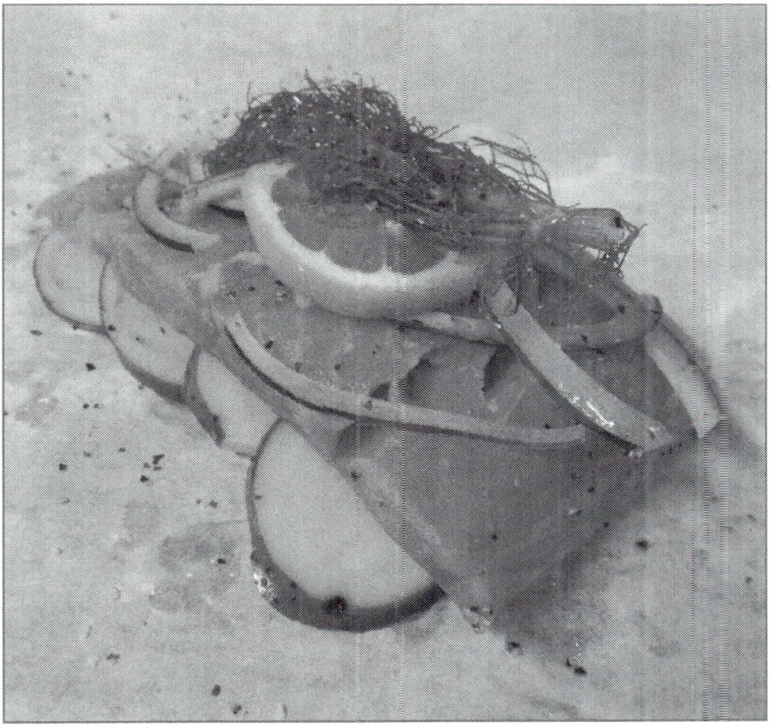

2.6. Natürliche Antibiotika, natürliche Lebensmittel, die antibakteriell und wie Antibiotika wirken

Die Tiere in der Natur haben auch manchmal chronische Infektionen, heilen sich aber selbst, ohne irgendwelche Industrie-Antibiotika, nur mit pflanzlichen Mitteln.

Mehrere tausend Tonnen Chemie-Antibiotika schlucken Menschen pro Jahr weltweit. Oft sind diese überflüssig und sie helfen auch gar nicht richtig bei allen Krankheiten. Diese Chemikalien können sogar noch weitere Krankheiten verursachen. Auch wenn die Wirksamkeit von Antibiotika bei vielen Krankheiten lebensrettend ist und nicht in Frage steht, kann man dennoch in vielen Fällen darauf verzichten und sich an die Natur wenden. Die Natur hat für die Menschen vorgesorgt und uns natürliche Mittel zur Verfügung gestellt, die zum Teil besser wirken, als die Medikamente aus dem Labor, die manchmal Milliarden gekostet haben.

Ätherische Öle sind Inhaltsstoff zahlreicher Lebensmittel und die Grundlage antibiotisch wirkender pflanzlicher Mittel.

Hier sind einige natürliche Lebensmittel, die das Wachstum von anderen Mikroorganismen hemmen oder diese gar abtöten können:

- Moringa, ein Wundermittel, ein Mittel für alles
- Ingwer
- Zwiebel
- Knoblauch
- Heißes Palmöl
- Palmkerne gemahlen
- Wasserdost
- Cranberries
- Thymian
- Schafgarbe
- Myrte
- Kapuzinerkresse

- Umckaloabowurzel
- Kapland-Pelargonie
- Kurkuma
- Propolis
- Honig
- Meerrettich
- Grüne Mango
- Grüne Papaya
- Scharfe Chili Schoten und ihre Blätter
- Okra
- Salbei

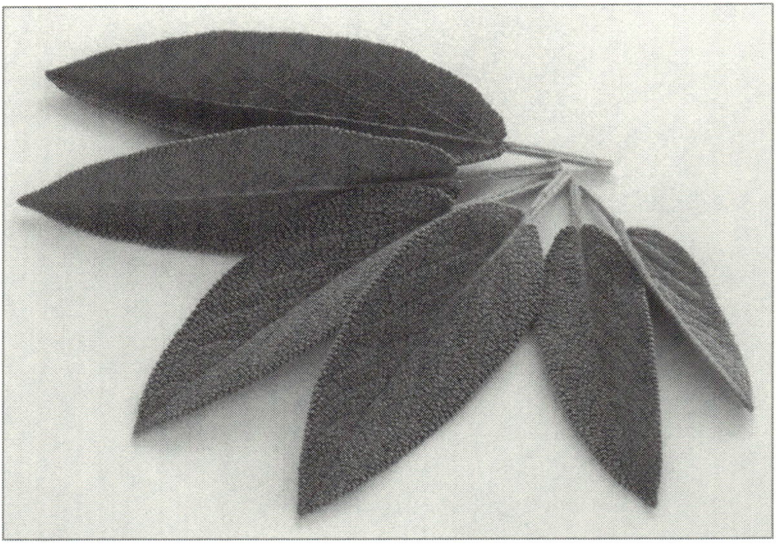

2.7. Ingwer, Zwiebel, Knoblauch drei magische, unterirdische, geheime Waffen für die Gesundheit und gegen das Übergewicht

Beim Kochen ist es sehr ratsam, mindestens diese drei Gewürze frisch zu nutzen. Das Essen schmeckt dann nicht nur gut, sondern es ist auch gesund. Zwiebeln regen die Verdauungsdrüsen an und bauen die Darmflora auf. Knoblauch ist sehr wichtig für den Körper. Knoblauch kann sehr viel, das wussten die Menschen schon vor tausenden von Jahren. In Afrika wird der Knoblauch sogar als „Dopingmittel“ bezeichnet. Zusammengemischt mit Zwiebel und Ingwer hilft er sehr gut beim Abnehmen.

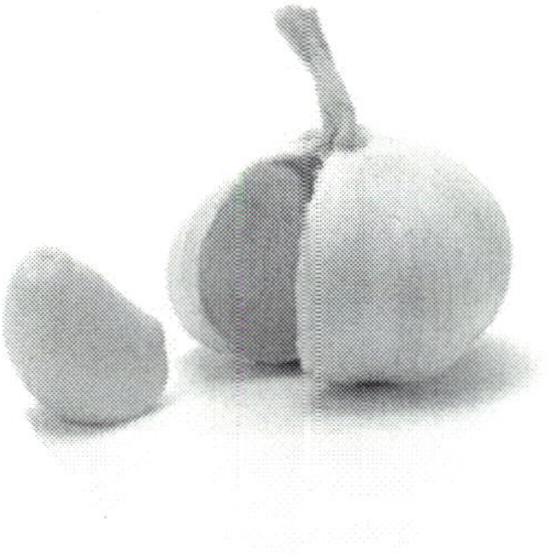

In Westafrika und in der Karibik nutzt man die gesunde Kraft des Ingwers seit mehr als 3000 Jahren, besonders in Westafrika. Erst vor einigen Jahren entdeckte die moderne Medizin die Kraft des Ingwers, aber die Pharmaindustrie ist die Gewinnerin dieser Erkenntnisse und nicht die Menschen, denen man nicht richtig und klar erklärt, wie und was sie mit Ingwer erreichen können.

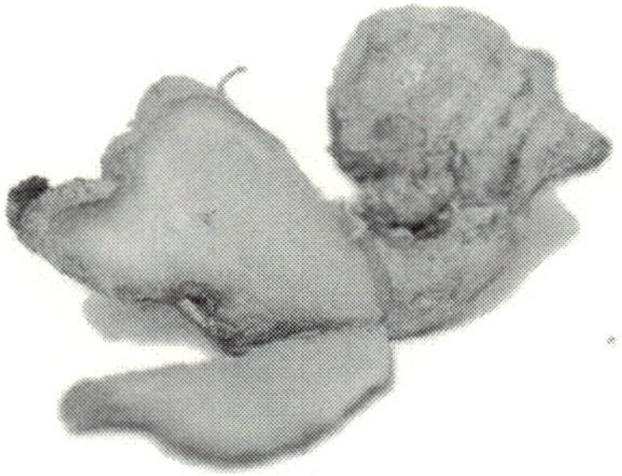

Der Ingwer ist leicht scharf, wenn man ihn frisch isst und sehr würzig im Essen. Die Ingwerwurzeln regen den Appetit und den Kreislauf an, stärken den Magen und fördern die Verdauung, sie sind antibakteriell, fördern die Durchblutung, steigern die Produktion des Gallensaftes, bauen Fett im Körper ab, fördern die Lust am Sex und noch vieles mehr.

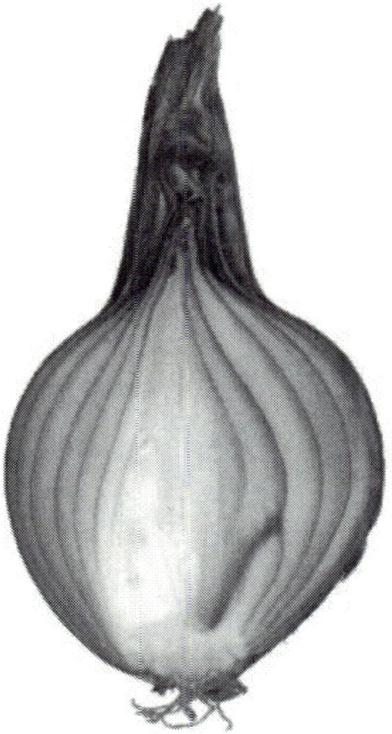

Wenn man beim Kochen diese drei Gewürze, die aus der Erde kommen, in das Öl mit hineinmischt, dann hilft man später dem Körper, den Großteil der Fette auszuscheiden.

2.8. Scharfe Chilischoten, geheime und wirksame Waffen um abzunehmen, Krankheiten abzuwehren und gesund zu bleiben

Die scharfen Habanero Chilischoten können drei wichtige Funktionen erfüllen: Fettverbrennung, Appetithemmung und Erhöhung des Energieverbrauchs. Das macht sie zu super Lebensmitteln, um das Gewicht zu bekämpfen, das gewünschte Gewicht auch zu halten und gesund zu bleiben. Die Schärfe wird durch den Stoff Capsaicin verursacht. Der Stoff hebt die Körpertemperatur, kurbelt den Stoffwechsel so richtig an und erhöht den Energieverbrauch. All das führt zu einer starken und schnellen Fettverbrennung. Chilischoten hemmen auch den Appetit, wie Forscher in einer Studie mit dem Titel „Sensory and gastrointestinal satiety effects of capsaicin on food intake“ feststellten.

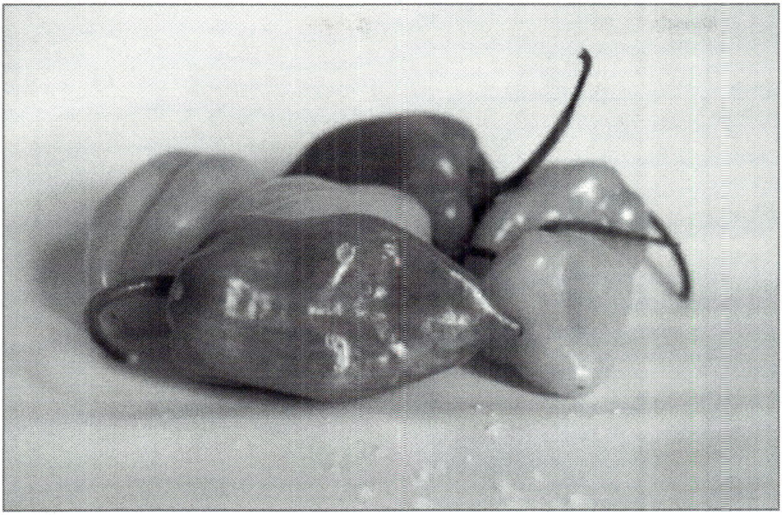

Viele Chilis sind geruchlos, die Habaneros nicht. Sie haben einen scharfen und leckeren Geruch, der alle Gerichte aromatisiert.

Capsaicin ist ein starkes Antioxidans. Durch sehr effektive Neutralisierung der freien Radikalen verhindert es Entzündungen im Körper. Entzündungen fördern Gewichtszunahme und hemmen alle Versuche Gewicht zu verlieren.

Die Habaneros helfen aber nicht nur abzunehmen, sondern auch, das Gewicht nach einer Diät zu halten und kein Kilo mehr zuzulegen. Dies bestätigen Forscher der Maastricht University in einer Studie, die unter dem Namen „Effet of capsaicin on Substrate Oxydation and weight maintenance after modest body-weight loss in human subjects“ 2003 veröffentlichen wurde.

Die Habaneros findet man in vielen gut sortierten Lebensmittelläden, in allen Afro- und Asia-Shops. Eine Packung kostet ca. 2-3 € und enthält mehrere Stücke. Für eine Person reicht ein Viertel eines Stücks pro Gericht, klein zerkleinert und nach oder während des Kochens dem Essen beigemischt. Lieber mit einer kleinen Menge anfangen, damit der Körper sich daran gewöhnt, und erst dann die Dosis erhöhen. Du kannst eine größere Menge mit Öl pürieren und in den Kühlschrank stellen. So kannst du bei der Zubereitung des Gerichtes immer schon das leckere Scharfe parat haben. Wenn du noch Fragen und Ideen hast, schreib mir einfach. Ich bin für dich da.

2.8.1. Makossa hot rotic, die magische scharfe Sauce mit Ingwer, Knoblauch, Zwiebel und mehr. So lecker hat dir noch keine Sauce geschmeckt. Einmal essen und süchtig werden. Stärkt den Körper gegen viele Beschwerden und hilft beim Abnehmen

Dies ist eine wunderscharfe Sauce, die ursprüngliche als Potenzsteigerungssauce gedacht war, die aber auch sehr gut beim Abnehmen hilft. Die Sauce ist eine Mischung aus ausgewählten potenzsteigernden Kräutern. Natürlich, ohne Chemie, ohne Konservierungsstoffe und Geschmacksverstärker! Regt an, macht Lust auf Sex, fördert die Durchblutung, der Körper wird wärmer und erregter. Nicht nur hilfreich bei Potenzschwäche, sondern außerdem eine echte Delikatesse zu Fleisch, Fisch, Käse, Weißbrot, Reis, Nudeln etc. Regelmäßig gegessen wirst du ein dauerhaftes Ergebnis und allgemeines Wohlbefinden verspüren. Diese Sauce sollte nicht mehr auf deiner Speisekarte fehlen! Wirksam bei Männern wie Frauen!

Die Zutaten sind: frischer Ingwer (am besten Bio-Qualität und möglichst frisch und saftig, nicht faserig), Zwiebeln, Knoblauch, frische gelbe, rote oder grüne Habanero-Chilis (sehr sehr scharf, also Vorsicht bei der Zubereitung! Gibt es im Asia- oder Afro-Shop, manchmal auch in gut sortierten Supermärkten mit Feinkostabteilung), Lauchzwiebeln, viel frisches Basilikum, scharfes Chilipulver, frischer Bärlauch (wenn vorhanden), frische Petersilie, getrockneter Liebstöckel (im Gewürzhandel erhältlich, manchmal auch in Teeläden), Salz, Brühepulver, Öl (ich benutze ganz normales Pflanzenöl, man kann auch Olivenöl benutzen, wenn es einem schmeckt).

In dem Buch (erhältlich bei Amazon) „Potenzmittel, hoch dosiert – aus reinen Lebensmitteln: Was Männer unbedingt wissen müssen, afrikanisch inspiriert“ wird das Rezept detailliert erklärt. Falls du die fertige Sauce haben möchtest, kein Problem. Geh auf meine Seite www.mycoacher.jimdo.com und bestelle sie dir. Wenn du sie selbst machen willst und meine kostenlose Hilfe und Beratung brauchst, auch kein Problem.

Schreib mir an

leser@dantse-dantse.com oder ruf mich einfach an.

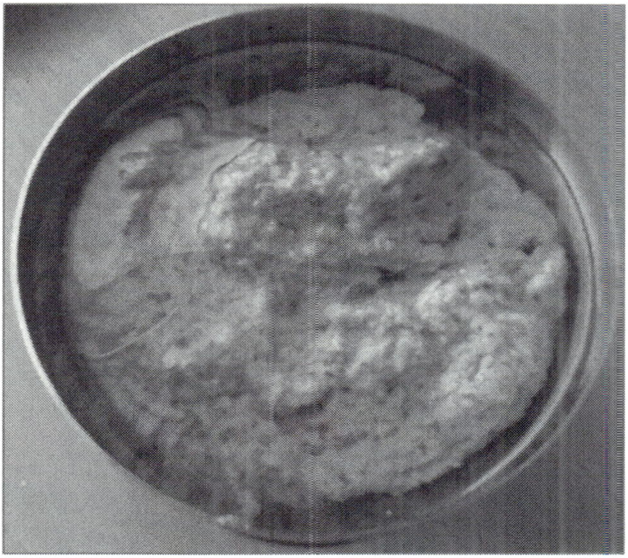

2.9. Bittere Lebensmittel und Stoffe sind gut für unsere Gesundheit und helfen beim Abnehmen, bitter macht fit und schlank

„Bitter macht gesund und schlank", sagte meine Mutter jedes Mal, wenn wir ein kamerunisches Gericht, genannt „Dolet" aßen. Dieses Gericht wird mit bitterem Gemüse zubereitet. Auch die Säfte dieses Gemüses tranken wir, um den „Bauch zu reinigen", wie man gewöhnlich sagte. In der Erkältungszeit, riet man uns, Lebensmittel mit Bitterstoffen zu essen, sie würden das Immunsystem stärken.

Trink und iss bitter nicht nur für die Figur sondern auch für die Gesundheit. Die ursprüngliche Ernährung des Menschen war nicht süß und salzig. Sie umfasste eine Vielzahl bitterstoffhaltiger Lebensmittel: Gewürze, Gemüse (Wurzeln und Blattgemüse) und Wildpflanzen.

Als ich meine Lehre in Kamerun über die Natur und ihre zahlreichen Möglichkeiten, den Menschen zu helfen, absolvierte, sagte man mir, dass Stoffe, die für den Körper sehr wichtig sind, sowie Giftstoffe nur dann gut aufgenommen bzw. ausgeschieden werden können, wenn unsere Verdauung einwandfrei funktioniert. Erst wenn die Verdauung optimal funktioniert, kann auch das Abnehmen nachhaltig erfolgreich und gesund sein. Bittere Lebensmittel helfen einer guten Verdauung.

Bittere Lebensmittel, wie z.B. Chicorée, regen durch die enthaltenen Bitterstoffe den Stoffwechsel an und fördern die Verdauung. „Er [Chicorée] regt die Bildung von Magensaft und Pankreassaft an und so die Verwertung von Lebensmitteln“ sagt ein Wissenschaftler und bestätigt damit die seit Jahrtausenden vorhandenen Ur-Erkenntnisse aus Afrika.

Durch bittere Stoffe und Lebensmittel verringern sich die Heißhungerattacken. Außerdem hat man schneller ein Sättigungsgefühl und isst weniger.

Da bittere Lebensmittel die Lust auf süßes und ungesundes Essen reduzieren und selbst wenige Kalorien haben, tragen sie dazu bei, dass der Körper weniger Fett ansammelt und man daher Gewicht verliert.

Folgenden Gemüse und Kräuter enthalten große Mengen an Bitterstoffen:

- Artischocke
- Baldrian (Katzenkraut)
- Beifuß (auch Gänsekraut, Wilder Wermut)
- Brokkoli
- Chicorée
- Eisbergsalat
- Endivien
- Grapefruit
- Hopfen (Wilder Hopfen)

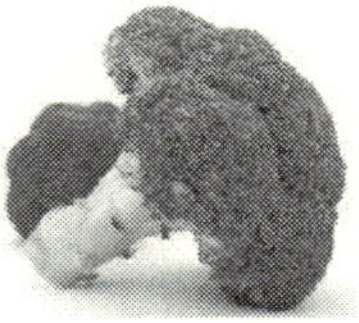

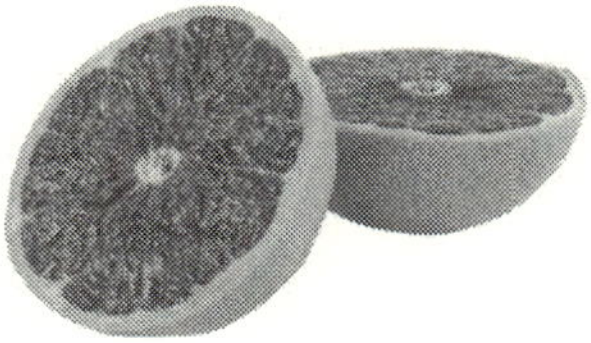

- Ingwer
- Kakao (pur ohne Zucker)
- Kohlrabi
- Kolanuss
- Koriander
- Kümmel

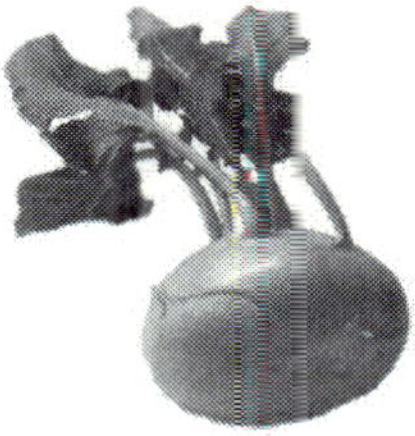

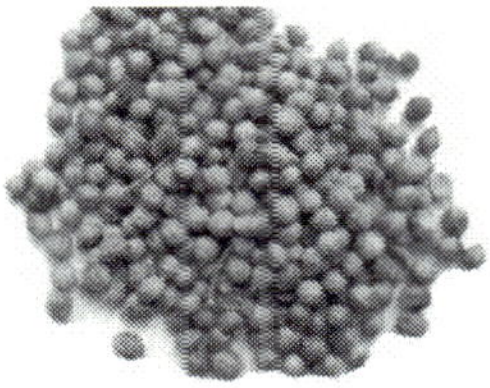

- Kurkuma
- Löwenzahn
- Majoran
- Okra
- Oliven
- Pfefferminze
- Radicchio
- Rosenkohl
- Zimt
- Rucola

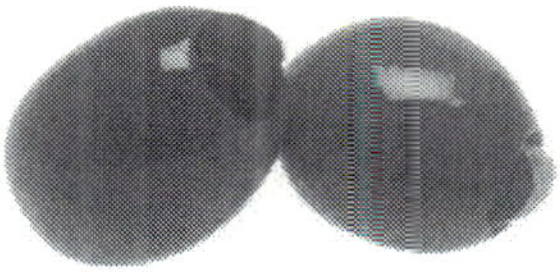

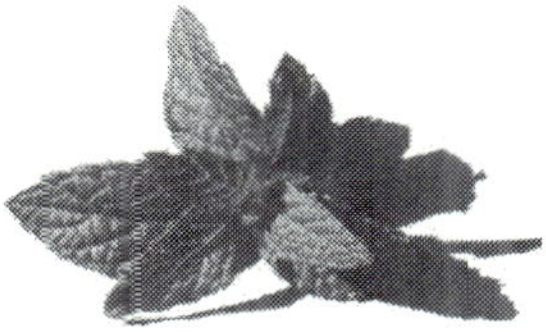

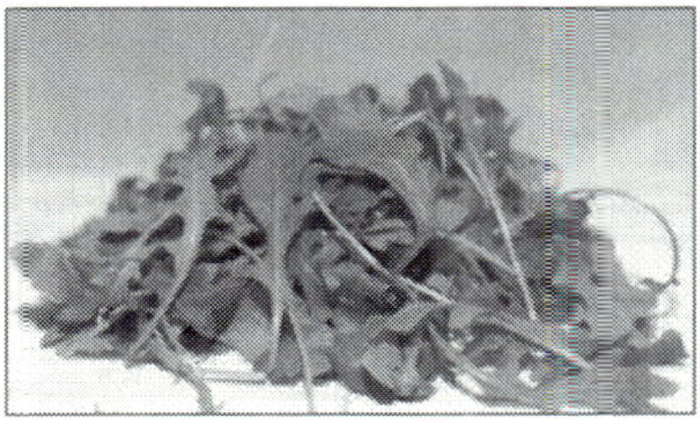

Mit diesen Lebensmitteln kann man tolle Gerichte und Getränke zubereiten!

2.10. Basische Lebensmittel, basische Ernährung ist die Basis für einen gesunden, ausgeglichenen und starken Körper und für die Beseitigung von Krankheiten

„Die basische Ernährung versorgt den Menschen mit leicht aufnehmbaren basischen Mineralstoffen sowie mit allen Nähr- und Vitalstoffen, die der Körper benötigt, um in sein gesundes Gleichgewicht zu finden. Gleichzeitig verschont die basische Ernährung den Menschen mit all jenen sauren Stoffwechselrückständen, die bei der üblichen Ernährungsweise im Körper entstehen. Auf diese Weise wird der Säure-Basen-Haushalt harmonisiert, so dass in allen Körperbereichen wieder der richtige und gesunde pH-Wert entstehen kann. Das Ergebnis ist ein aktiver und gesunder Mensch voller Tatkraft und Lebensfreude."

http://www.zentrum-der-gesundheit.de/basische-ernaehrung-2.html#ixzz3NToymZj3

Die basische Ernährung verhindert eine Übersäuerung des Körpers. Übersäuerung ist die Ursache von vielen chronischen Krankheiten und Beschwerden.

2.10.1. Tabellen basischer Lebensmittel und guter säurebildender Lebensmittel

A. Tabelle basenbildenden Obstes

Äpfel	Mangos
Ananas	Mirabellen
Aprikosen	Nektarinen
Avocado	Oliven (grün, schwarz)
Bananen	Orangen
Birnen	Pampelmusen
Clementinen	Papayas
frische Datteln	Pfirsiche
Erdbeeren	Pflaumen
Feigen	Preiselbeeren
Grapefruits	Quitten
Heidelbeeren	Reineclauden
Himbeeren	Stachelbeeren
Honigmelonen	Sternfrüchte
Johannisbeeren (rot, weiß, schwarz)	Wassermelonen

Kirschen (sauer, süß)	Weintrauben (weiß, rot)
Kiwis	Zitronen
Limetten	Zwetschgen
Mandarinen	

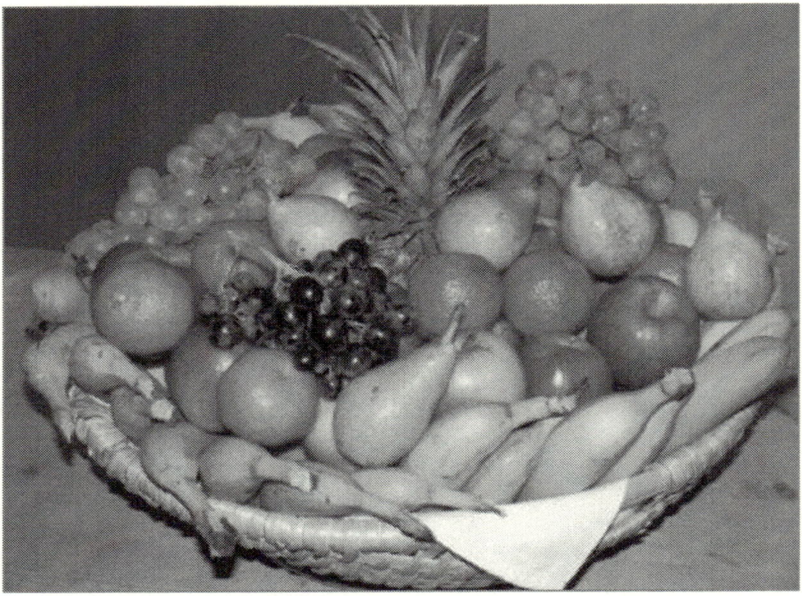

B. Tabelle basischer Kräuter und Salate

Basilikum	Lollo-Bionda-Salat
Bataviasalat	Majoran
Bohnenkraut	Meerrettich
Borretsch	Melde (spanischer Spinat)
Brennnessel	Melisse
Brunnenkresse	Muskatnuss
Chinakohl	Nelken

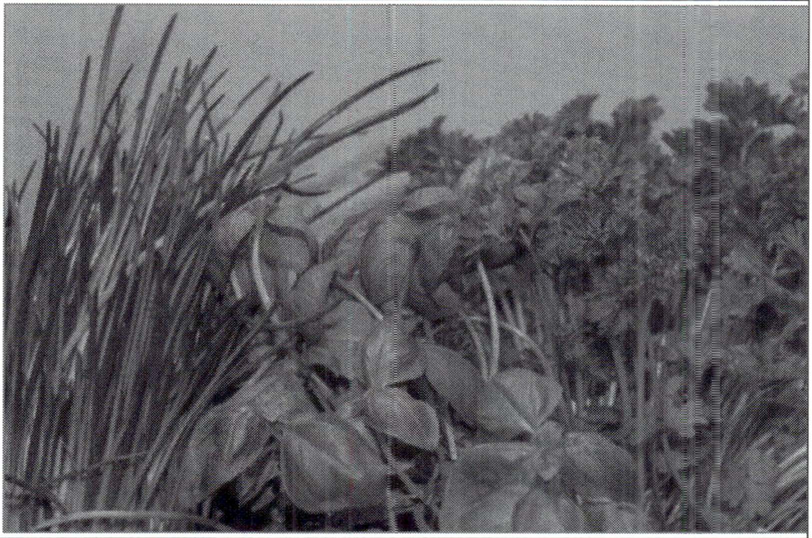

Chicorée	Oregano
Chilischoten	Petersilie
Dill	Pfeffer (weiß, rot, schwarz, grün)
Eichblattsalat	Pfefferminze
Eisbergsalat	Piment (Nelkenpfeffer)

Endivien	Portulak (Postelein)
Feldsalat	Radicchio
Fenchelsamen	Romanasalat
Friséesalat	Rosmarin
Gartenkresse	Rucola (Rauke)
Ingwer	Safran
Kapern	Salbei
Kardamom	Sauerampfer
Kerbel	Schnittlauch
Koriander	Schwarzkümmel
Kopfsalat	Sellerieblätter
Kreuzkümmel	Spinat, jung
Kümmel	Thymian
Kurkuma (Gelbwurz)	Vanille
Lattich	Ysop
Liebstöckel	Zimt
Löwenzahn	Zitronenmelisse
Lollo-Rosso-Salat	Zucchiniblüten

C. Tabelle basischer Sprossen und Keime

Alfalfa-Sprossen	Linsen-Sprossen
Amaranth-Sprossen	Mungobohnen-Sprossen
Braunhirse-Sprossen	Broccoli-Sprossen
Bockshornklee-Sprossen	Rettich-Sprossen
Rucola-Sprossen	Adzukibohnen-Sprossen
Hirse-Sprossen	Senfsprossen
Koriander-Sprossen	Sonnenblumenkerne-Sprossen
Kresse	Weizenkeimlinge
Leinsamen-Sprossen	Gerstenkeimlingen

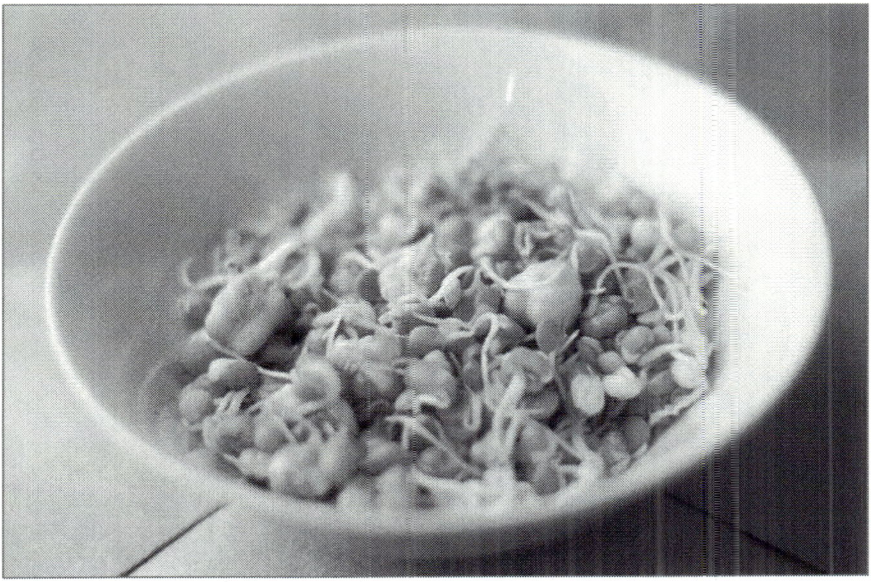

D. Tabelle basischer Nüsse und basischer Samen

Mandeln	Mandelmus
Erdmandeln	Maroni (Esskastanien)

Hinweis: Alle anderen Nüsse/Samen/Ölsaaten gehören zu den guten säurebildenden Lebensmitteln. Ihr Säurepotential kann durch Einweichen über Nacht, also kurzes Ankeimen noch weiter vermindert werden.

E. Tabelle basischen Eiweißes und basischer Nudeln

Lupinenmehl	Lupineneiweißtabletten
Basische Konjac-Nudeln	

F. Gute säurebildende Lebensmittel

- Nüsse (Walnüsse, Haselnüsse, Paranüsse, Pekannüsse, Macadamianüsse, etc.)

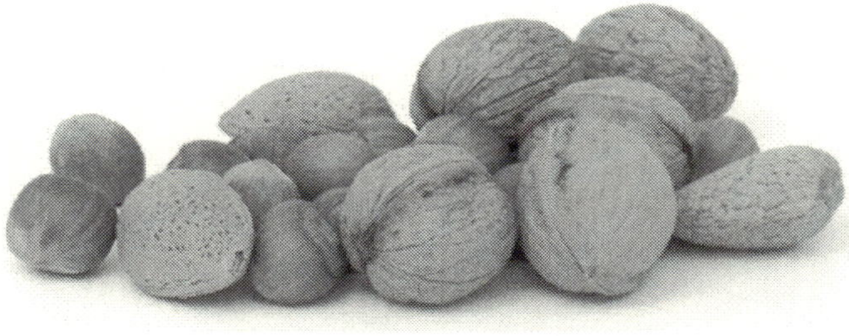

- Ölsaaten (Leinsaat, Sesam, Hanfsaat, Sonnenblumenkerne, Kürbiskerne, Mohn etc. – lässt man die Saaten keimen, werden sie – je nach Keimdauer – basisch)

- Hülsenfrüchte (Kernbohnen, Linsen, Kichererbsen, getrocknete Erbsen etc.)

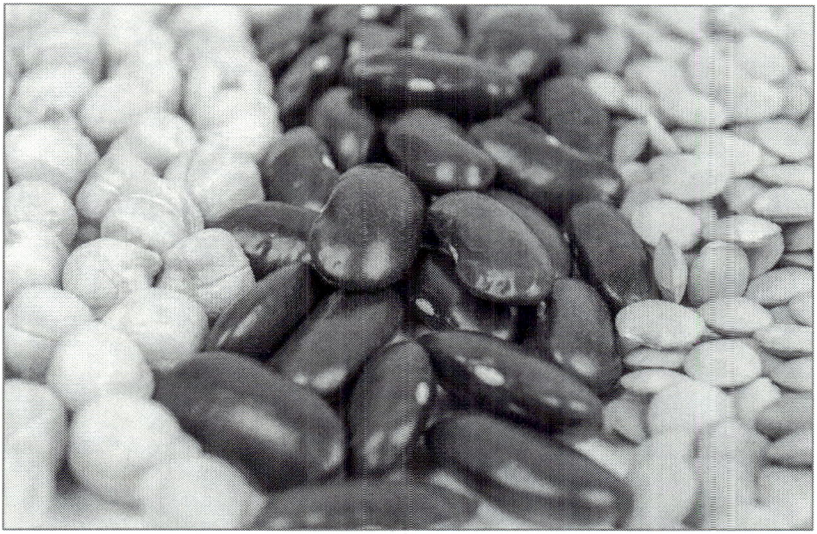

- Kakaopulver in hoher Qualität, am besten in Rohkostqualität sowie selbst gemachte Schokolade

- Hirse

- Mais (z. B. auch Polenta, Maisteigwaren) in kleinen Mengen
- Pseudogetreide (Quinoa, Amaranth, Buchweizen)
- Bio-Getreide z. B. Dinkel, Kamut oder Gerste in kleinen Mengen – idealerweise als Keimbrot oder in Sprossenform (wenn keine Unverträglichkeiten oder Gesundheitsbeschwerden vorliegen)
- Getreideprodukte wie Bulgur und Couscous in kleinen Mengen, aber aus Dinkel, nicht aus Weizen
- In überschaubaren Mengen hochwertige tierische Produkte aus biologischer Landwirtschaft z. B. Bio-Eier oder Fisch aus Bio-Aquakultur
- Hochwertiger Bio-Tofu und hochwertige fermentierte Sojaprodukte wie Miso und Tempeh
- Hochwertige pflanzliche Proteinpulver (wenn ein Proteindefizit besteht) wie z. B. Hanfprotein oder Reisprotein

Quelle:http://www.zentrum-der-gesundheit.de/saure-und-basische-lebensmittel.html#ixzz3KncqLST6

G. Tabelle der Nährwerte basischer Lebensmittel

Lebensmittel-Nährwerte (pro 100 g)	kcal	kJ	BE	KH (g)	Fett (g)	EW (g)
Adzukibohnensprossen	52	219	0	3	0,5	3
Alfalfasprossen (Luzerne, Schneckenklee, Ewiger Klee)	24	100	0	0,4	0,7	4
Altbier, Alt-Bier	49	208	0,5	3	0	0,5
Amaranthsprossen	31	128	0	2	0,6	4
Ananas	55	234	1	12,4	0,2	0,5
Anistee	9	38	0	0,9	0,4	0,4
Apfel	54	228	1	11,4	0,6	0,3
Apfelsaft, grüner Apfel	48	202	1	11,1	0	0,1
Apfelsaft, roter Apfel	46	193	1	10,3	0,3	0,3
Apfelsinen (Orangen)	42	179	1	8,3	0,2	1
Aprikosen, Marillen	43	183	1	8,5	0,1	0,9
Auberginen, Melanzani, Melanzane	17	73	0	2,7	0,2	1,2
Austernpilze	11	45	0	0	0,1	2,3
Avocados	221	909	0	0,4	23,5	1,9
Bananen (stark basisch wirkend)	88	374	2	20	0,2	1,2
Basilikum, frisch	46	194	0,5	7,5	0,7	2,4
Bataviasalat, roter Kopfsalat, Crisp-Salat	12	50	0	1,5	0,3	0,7
Berliner Weiße mit Schuss (Waldmeister, Himbeer)	51	214	0,6	7	0	0,3
Birnen	55	233	1	12,4	0,3	0,5

Lebensmittel-Nährwerte (pro 100 g)	**kcal**	**kJ**	**BE**	**KH (g)**	**Fett (g)**	**EW (g)**
Bleichsellerie, Staudensellerie, Stielsellerie, Stangensellerie	15	65	0	2,2	0,2	1,2
Blumenkohl, Karfiol, Korfiol (stark basisch wirkend)	22	95	0	2,3	0,3	2,5
Bochkshornkleesprossen	25	1ß3	0	3,1	0,6	1,5
Bohnen, grün (grüne Bohnen, Gartenbohnen, Prinzessbohnen, Keniabohnen, Buschbohnen, Stangenbohnen, Welschbohnen, Bräckbohnen, Türkische Erbsen, Rickbohnen, Schneidebohnen, Schnittbohnen, Fäsölchen, Fisolen)	33	138	0,5	5,1	0,2	2,4
Bohnen, weiß, reif (stark basisch wirkend)	260	1102	3	40,1	1,6	21,3
Bohnenkraut, getrocknet	307	1260	4,5	54	6	7
Borretsch, getrocknet	189	776	1,5	17	6	14,8
Boviste (Stäublinge)	18	73	0	1	1	1
Brechbohnen, Schnippelbohnen, Schnibbelbohnen (stark basisch wirkend)	29	122	0,5	5,1	0,2	1,5
Brennesseln	70	289	0,5	4,9	5,2	0,7
Brennnesseltee	3	13	0	0,5	0	0,1
Broccoli (Brokkoli)	26	111	0	2,5	0,2	3,3
Brunnenkresse	20	80	0	2,5	0,3	1,5
Buttermilch, natur	40	170	0,5	4	1	3,5
Champignons (Egerlinge, Angerlinge)	16	67	0	0,6	0,3	2,7
Chicorée	17	70	0	2,3	0,2	1,3

Lebensmittel-Nährwerte (pro 100 g)	**kcal**	**kJ**	**BE**	**KH (g)**	**Fett (g)**	**EW (g)**
Chili-Schoten, grün oder rot	19	81	0	2,9	0,3	1,2
Chinakohl	13	54	0	1,3	0,3	1,2
Chlorella-Alge, getrocknet (grüne Süßwasser-Algen)	428	1798	1,5	18	11	60
Clementinen, Klementinen	37	155	1	9	0,3	0,7
Dampfbier (obergärig, aber ähnlich Exportbier)	65	273	0,5	5	0	0,5
Datteln, frisch	56	235	1	12,9,0	0,1	0,5
Dill, frisch	51	216	0,5	6,6	0,9	3,8
Dill, getrocknet	373	1566	0,5	46,3	8,4	25
Eisbergsalat	13	55	0	1,9	0,3	0,7
Endivien, Frisée (basisch wirkend)	10	43	0	0,3	0,2	1,8
Erbsen, grün (stark basisch wirkend)	81	342	1	12,3	0,5	6,6
Erdbeeren	32	136	0,5	5,5	0,4	0,8
Espresso, schwarz	2	8	0	0,3	0	0,1
Feigen, frisch	61	260	1	12,9	0,5	1,3
Feigen, getrocknet (stark basisch wirkend)	250	1059	5	55	1,3	3,5
Feldsalat, Nüsschensalat, Ackersalat, Vogerlsalat, Mäuseöhrchensalat, Rapunzelsalat, Nüsslisalat, Nüsslersalat, Sonnenwirbel (stark basisch wirkend)	14	57	0	0,7	0,4	1,8
Fenchelsamen, getrocknet	376	1579	3,5	38	16	17
Fencheltee	10	42	0	1	0,4	0,4

Lebensmittel-Nährwerte (pro 100 g)	**kcal**	**kJ**	**BE**	**KH (g)**	**Fett (g)**	**EW (g)**
Frühlingszwiebeln	24	104	0	3	0,5	2
Gartensalat (Kopfsalat, Grüner Salat, Buttersalat, Butterkopfsalat, Häuptlesalat, Lattich, Schmalzsalat, stark basisch wirkend)	11	48	0	1,1	0,2	1,3
Gemeiner Riesenschirmling (Parasol)	14	58	0	0	0,5	2,2
Gomasio, Gomashio (Sesam-Salz)	541	2272	0	0,9	50,6	15,9
Grapefruits, Pampelmusen	38	161	0,5	7,4	0,1	0,6
Grapefruitsaft, Pampelmusensaft	47	197	1	10,1	0,1	0,5
Grüner Kardamom, getrocknet	254	1068	5,5	62	7	12
Grünkohl, Braunkohl, Federkohl	37	157	0	3	0,9	4,3
Gurken (Salatgurken, Schlangengurken, stark basisch wirkend)	12	50	0	1,8	0,1	0,6
Heidelbeeren, Blaubeeren, Schwarzbeeren, Bickbeeren, Waldbeeren, Wildbeeren, Mooßbeeren, Moosbeeren, Zeckbeeren	36	154	0,5	6,1	0,6	0,6
Himbeeren	34	143	0,5	4,8	0,3	1,3
Hokkaido-Kürbis, Butternuss-Kürbis, Butternut-Kürbis	64	270	1	12,6	0,6	1,7
Ingwer	69	290	1	12	1	2,5
Ingwertee	2	8	0	0,6	0,1	0,2
Johannisbeeren, rot und weiß (Träuble, Meertrübeli, Ribiseln)	33	139	0,5	4,8	0,2	1,1
Johannisbeeren, schwarz	39	168	0,5	6,1	0,2	1,3

Lebensmittel-Nährwerte (pro 100 g)	kcal	kJ	BE	KH (g)	Fett (g)	EW (g)
Kamillentee	3	13	0	0,5	0	0,1
Kapern (Konserve)	415	1756	4,5	52	20,2	6
Kartoffelbrei, fertig zubereitet (Stampfkartoffeln, Quetschkartoffeln, Kartoffelstampf, stark basisch wirkend)	74	312	1	12,2	1,9	2
Kartoffeln, roh (sehr stark basisch wirkend)	70	298	1,5	14,8	0,1	2
Keimsprossen (Durchschnittswerte für Braunhirsesprossen, Gerstensprossen, Koriandersamensprossen, Leinsamensprossen, Rettichsprossen usw.)	26	108	0	2,8	0,4	2,5
Kerbel, frisch	51	208	0,5	6,5	0,5	4,5
Kirsche, sauer (Sauerkirschen)	53	225	1	9,9	0,5	0,9
Kirsche, süß (Süßkirschen, Herzkirschen)	62	265	1	13,2	0,3	0,9
Kiwi	51	215	1	9,1	0,6	1
Knollensellerie (stark basisch wirkend)	18	77	0	2,3	0,3	1,6
Kohlrabi, Oberrübe, Rübkohl, Kohlraben	24	102	0	3,7	0,1	1,9
Kölsch-Bier 4,9 Vol.%	56	235	0,5	4	0	0,5
Koriander, getrocknet	327	1371	2,5	26	18	12,5
Kresse, Brunnenkresse, Gartenkresse, frisch	33	139	0	2,4	0,7	4,2
Kreuzkümmelsamen, getrocknet	430	1764	3	35	22,5	18
Kümmelsamen	375	1576	3	37	15	20
Kümmeltee	10	42	0	0,9	0,4	0,5

Lebensmittel-Nährwerte (pro 100 g)	**kcal**	**kJ**	**BE**	**KH (g)**	**Fett (g)**	**EW (g)**
Kürbis	24	101	0,5	4,6	0,1	1,1
Kürbiskerne, schalenlos gewachsen bzw. geschält	560	2369	1,5	14,2	45,6	24,3
Kurkuma, Kurkume, Curcuma, gelber Ingwer, Safranwurzel, Gelbwurzel, getrocknet (farbgebend bei Curry)	366	1536	5	58,5	10	7,8
Lauch	24	103	0	3,2	0,3	2,2
Liebstöckel, Liebstöckl, frisch	51	210	0,5	6	1	4
Limonen, Limetten	31	130	0	1,9	2,4	0,5
Lindenblütentee	3	13	0	0,5	0	0,1
Löwenzahnblätter (stark basisch wirkend)	60	245	1	9,6	1,1	2,5
Majoran, getrocknet	292	1226	3,5	42	7	12,5
Mandarinen (stark basisch wirkend)	46	195	1	10,1	0,3	0,7
Mandelmus, Mandelnussmus	648	2720	1	9,5	56,5	19,8
Mandeln, süß, ohne Schale	599	2507	0,5	3,7	54,1	18,7
Mango	57	243	1	12,5	0,5	0,6
Mangold, Blattmangold, Schnittmangold, Rippenmangold, Stielmangold, Krautstiel, Rübstiel	14	59	0	0,7	0,3	2,1
Meerrettich, Kren, frisch gerieben	67	281	1	12,2	0,5	2,9
Melde, Gartenmelde (spanischer Spinat)	24	99	0	2,9	0,3	2,1
Mini-Paprika, Snack-Paprika (Paprikaschoten, Paprika-Schoten)	37	154	0,5	6,4	0,5	1,4
Mirabellen	63	269	1,5	14	0,2	0,7

Lebensmittel-Nährwerte (pro 100 g)	kcal	kJ	BE	KH (g)	Fett (g)	EW (g)
Mohnsamen	477	1976	0,5	4,2	42,2	20,2
Möhren (Karotten, Mohrrüben, gelbe Rüben, Rübli, Rüebli, Fingermöhren)	25	108	0,5	4,8	0,2	1
Molke, sauer (Käsewasser, Schotte, Sirte, Zieger, Waddike, Whey, Milch-Serum	21	89	0,5	4,2	0,2	0,6
Molke, süß (Käsewasser, Schotte, Sirte, Zieger, Waddike, Whey, Milch-Serum	25	106	0,5	4,7	0,2	0,8
Morcheln (eingeweicht)	10	40	0	0	0,3	1,7
Muh-Err-Pilze, Judasohren, Holunderschwamm, Wolkenohrenpilze (eingeweicht)	10	40	0	0	0,3	1,7
Mungobohnensprossen, Mungobohnenkeimlinge, Mungbohnensprossen, Jerusalembohnensprossen, Lunjabohnensprossen, Mung Dal Sprossen, MungDaal Sprossen	24	99	0,5	2	0,2	3,2
Muskatnuss, getrocknet	548	2303	4	45	36,5	5,8
Nektarinen	42	180	1	9	0,1	1,4
Ofenkartoffeln (stark basisch wirkend)	111	467	1,5	16	4	2
Okrafrüchte, "Okraschoten", frisch	19	81	0	2,2	0,2	2
Oliven, grün, mariniert	138	569	0	1,8	13,9	1,4
Oliven, schwarz, mariniert	135	555	0	1,5	13,8	1,1
Orangensaft (O-Saft)	44	185	1	9	0,2	0,7
Oregano, Dorst, echter Dost, wilder Thymian, getrocknet	349	1465	4	50	10,5	11

Lebensmittel-Nährwerte (pro 100 g)	**kcal**	**kJ**	**BE**	**KH (g)**	**Fett (g)**	**EW (g)**
Papaya	12	53	0	2,4	0,1	0,5
Paprika, gelb (Paprikaschoten, Paprika-Schoten)	28	117	0,5	4,9	0,3	1,2
Paprika, grün (Paprikaschoten, Paprika-Schoten)	20	86	0	2,9	0,3	1,2
Paprika, rot (Paprikaschoten, Paprika-Schoten)	33	141	0,5	6,4	0,4	1
Pastinak, Pastinaken (roh)	58	245	1	12	0,2	0,7
Pellkartoffeln, gekocht, Stampfkartoffeln (stark basisch wirkend)	70	298	1,5	14,8	0,1	2
Petersilie (Blätter), frisch	50	214	0,5	7,4	0,4	4,4
Petersilie (Wurzel), frisch	41	174	0,5	6	0,5	2,9
Pfeffer, schwarz, getrocknet (schwarzer Pfeffer)	278	1166	4,5	51,9	3,3	11
Pfeffer, weiß, getrocknet (weißer Pfeffer)	278	1166	4,5	51,9	3,3	11
Pfefferminze (frisch)	44	185	0,5	5,5	0,5	4
Pfefferminztee	3	13	0	0,5	0	0,1
Pfefferschoten, Peperoni	20	83	0	0,7	0,6	2,9
Pfifferlinge (Eierpilze, Eierschwammerln, Rehlinge)	11	47	0	0,2	0,5	1,5
Pfifferlinge, getrocknet (Eierpilze, Eierschwammerln, Rehlinge)	93	391	0	1,8	2,2	16,5
Pfirsiche	41	176	1	8,9	0,1	0,8
Pflaumen	48	205	1	10,2	0,2	0,6
Piment, getrocknet (Nelkenpfeffer)	314	1318	4	50	9	6

Lebensmittel-Nährwerte (pro 100 g)	kcal	kJ	BE	KH (g)	Fett (g)	EW (g)
Porree	24	103	0	3,2	0,3	2,2
Portulak, gewöhnliches Tellerkraut. Kuba-Spinat, Winterportulak, Postelein	29	119	0,5	4,5	0,4	1,6
Preiselbeeren (Moosbeeren)	35	148	0,5	6,2	0,5	0,3
Quitten, Apfelquitten, Birnenquitten	39	165	0,5	6,9	1	0,4
Radicchio (Lollorosso, Lollo rossa, roter Lollo), Radicchio-Treviso	13	53	0	1,5	0,2	1,2
Radieschen	14	58	0	2,2	0,1	1
Reineclaude, Reneclode, Reneclaude, Reneklode, Ringlotte, Ringlo	45	187	1	10,2	0,2	0,2
Rettich (stark basisch wirkend)	13	57	0	1,9	0,2	1
Romanasalat, Römersalat, Römischer Salat, Lattuga, Kochsalat, Bindesalat, Lattich, Fleischkraut, Zuckerhut, Herbstzichorie, Herbstchicorée	16	67	0	1,8	0,2	1,6
Romanesco -Blumenkohlart	30	127	0	4,5	0,5	1,7
Rosinen (stark basisch wirkend)	277	1178	6	63,9	0,6	2,5
Rosmarin, frisch	60	252	1	10	2	0
Rote Rüben (Rote Beeten, Rote Beten, Randen, Rahnen, Rohnen stark basisch wirkend)	41	175	0	8,6	0,1	1,5
Rotkohl, Rotkraut, Blaukraut	22	92	0	3,5	0,2	1,5
Rucola, Eichblattsalat, Rauke	11	48	0	1,1	0,2	1,3
Safran (Crocussativus), getrocknet	356	1496	5	61,5	6	11,5
Salbei-Gewürz, getrocknet	334	1403	3,5	43	12	11

Lebensmittel-Nährwerte (pro 100 g)	**kcal**	**kJ**	**BE**	**KH (g)**	**Fett (g)**	**EW (g)**
Salbei, frisch	87	365	1	12	3,2	1,9
Salbeitee	9	38	0	0,9	0,4	0,4
Salzkartoffeln, gekocht (stark basisch wirkend)	70	298	1,5	15,4	0,1	1,8
Sauerampfer (stark basisch wirkend)	22	92	0	2	0,4	2,4
Schalotten (Edelzwiebeln, Lauchzwiebeln, Frühlingszwiebeln)	77	325	1,5	16,1	0,1	2,5
Schnittlauch, frisch	27	114	0	1,6	0,7	3,6
Schwarzwurzeln	16	66	0	1,6	0,4	1,4
Seetang (Seealgen, Meeresalgen)	54	228	1	12	0,5	1,8
Seetang, getrocknet (Seealgen, Meeresalgen)	278	1166	5	55	2	8
Sesampaste (Tahina, Tahini Sesampüree, Sesammus)	638	2680	0	1	60	18,1
Sesamsamen	598	2472	0	1	58	18,2
Shitake, Shijtake, Shiitake, getrocknet	336	1411	4,5	53	3,5	20,5
Sojabohnen, reif (Soyabohnen)	323	1350	0,5	6,3	18,1	33,7
Sojaflocken (Soja-Flocken, Soyaflocken)	360	1512	0,5	4	20	37,5
Sojakleie	129	541	0,5	7	4	15
Sojamehl, Vollfett (Soyamehl)	347	1449	0	3,1	20,6	37,3
Sojamilch (Soyamilch)	36	151	0	0,7	1,9	3,6
Sojasahne (Soyasahne)	184	773	0	2	18	2
Sojasprossen (Soyasprossen)	50	211	0,5	4,7	1	5,5

Lebensmittel-Nährwerte (pro 100 g)	**kcal**	**kJ**	**BE**	**KH (g)**	**Fett (g)**	**EW (g)**
Spargel (stark basisch wirkend)	18	77	0	2,2	0,2	1,9
Spinat, Blattspinat (stark basisch wirkend)	15	64	0	0,6	0,3	2,5
Spirulina, getrocknet (Algen in alkalischen Binnengewässern, antiviral gegen Epstein-Barr-Virus)	376	1579	0	3	12	60
Spitzkohl (Zuckerhut)	23	97	0	2,7	0,4	2
Stachelbeeren	37	158	0,5	7,1	0,2	0,8
Steinpilze (Fichtensteinpilz, Bronzeröhrling bzw. Schwarzhütiger Steinpilz, Sommersteinpilz, Kiefernsteinpilz, Herrenpilze)	20	85	0	0,5	0,4	3,6
Steinpilze, getrocknet (Fichtensteinpilz, Bronzeröhrling bzw. Schwarzhütiger Steinpilz, Sommersteinpilz, Kiefernsteinpilz, Herrenpilze)	124	523	0,5	4,1	3,2	19,7
Sternfrucht, Carambole, Karambole (oxalsäurehaltig)	44	185	1	9,5	0,3	0,5
Stielmus, roh, Rübstielmus	28	116	0	2,8	0,5	2,5
Süßkartoffeln, Batate, Weiße Kartoffeln, Knollenwinde, süße Kartoffeln	111	467	2	24,1	0,5	1,6
Tee, grün, ohne Zucker (Grüner Tee, Grüntee)	0	2	0	0,1	0	0
Tee, Kräutertee	3	13	0	0,5	0	0,1
Tee, Mate grün /geröstet	0	2	0	0	0	0,1
Tee, weiß, ohne Zucker (Weißer Tee, Weißtee)	0	2	0	0,1	0	0
Thymian, getrocknet	292	1227	4	45	7,5	9

Lebensmittel-Nährwerte (pro 100 g)	**kcal**	**kJ**	**BE**	**KH (g)**	**Fett (g)**	**EW (g)**
Thymiantee	3	13	0	0,5	0	0,1
Tomaten, Paradeisa, Paradeiser passiert (stark basisch wirkend)	19	79	0	2,7	0,2	1,2
Tomatensaft	17	71	0	2,9	0,1	0,8
Trüffeln, Trüffelpilze	40	167	0	3	1	4,3
Vanilleschoten (Orchideenart), getrocknet	278	1166	5	56,1	3,3	4
Wakame (Seaweed, Braunalgen z. B. für Miso) Achtung: etwa 15 mg Jod pro 100 Gramm!	55	229	1	9	1	2
Wassermelonen	37	159	1	8,3	0,2	0,6
Weintrauben, rot (Weinbeeren)	74	312	1,5	17	0,3	0,7
Weintrauben, weiß (Weinbeeren)	67	286	1,5	16,1	0,3	0,7
Weiße Rüben, weiße Rübchen, Mairübchen, Mairüben, Nevetten, Navets	24	103	0	4,6	0,2	1
Weißkohl, Weißkraut, Kappes, Kaps, Kabis	25	104	0	4,1	0,2	1,4
Weizenbier (Weiße, Weißbier, Hefeweizenbier, Hefeweißbier)	52	222	0,5	3	0	0,3
Weizenbier alkoholfrei (Weiße, Weißbier, Hefeweizenbier, Hefeweißbier)	24	101	0,5	5,4	0	0,4
Wirsingkohl, Wirsching (stark basisch wirkend)	25	107	0	2,4	0,4	3
Ysopblätter (Bienenkraut, Duftisoppe, Eisenkraut, Eisop, Esope, Essigkraut, Gewürzysop, Heisop, Hisopo, Hizopf, Ibsche, Isop, Ispen. Josefskraut)	30	126	0	2,9	0,6	3

Lebensmittel-Nährwerte (pro 100 g)	**kcal**	**kJ**	**BE**	**KH (g)**	**Fett (g)**	**EW (g)**
Zimtstangen, Zimtpulver	283	1189	5	57	3,5	4
Zitronen	35	151	0,5	3,2	0,6	0,7
Zitronenmelisse, frisch	50	205	0,5	5,5	1	4,2
Zitronensaft	26	109	0	2,4	0,1	0,4
Zucchini, Zucchetti, Zuchine; Zucchine (Kürbis-Art)	18	76	0	2	0,4	1,6
Zuckermelonen, Honigmelonen	54	230	1	12,4	0,1	0,9
Zwetschgen, Zwetschen, Zwetschken, Quetschen	40	168	1	8,9	0,1	0,6
Zwiebeln, rote Zwiebeln (stark bas sch wirkend)	28	117	0	4,9	0,3	1,3

Legende:
kcal = Kilokalorien
kJ = Kilo-Joule
BE = Brot-Einheiten (gerundet)
KH (g) = enthaltene Kohlenhydrate in Gramm
Fett (g) = enthaltenes Fett in Gramm
EW (g) = enthaltene Eiweiße/Proteine in Gramm.
1g Fett = 9,3 kcal
1g EW = 4,2 kcal
1g KH = 4,1 kcal
1g Alkohol = 7,0 kcal
1g org. Säure = 3,0 kcal

Quelle: http://www.lebensmittel-tabelle.de/basische-lebensmittel.html

2.11. Einige Tropenlebensmittel mit starker Heilkraft

2.11.1. Moringabaum (Moringa Oleifera) – die nährstoffreichste Pflanze der Welt, in Kamerun als „mother's best friend" oder „Baum des Lebens" bekannt, heilt viele Krankheiten

Ich werde darüber ausführlicher in dem kommenden Buch „Gesund und vital: Heilkraft aus den Tropen" berichten.

Dieser Baum scheint weltweit eine der wertvollsten Pflanzen und Lebensmittel für unsere Gesundheit zu sein.

In Kamerun isst man fast alles an diesem Baum (Blätter, Rinde, Samen, Blüten, Schoten usw.). Ich habe lange gebraucht, um den wissenschaftlichen Namen dieser Pflanze zu kennen. In Kamerun nennt man sie nur „Stirb-nicht-Pflanze", „Mutters bester Freund", „Baum des Lebens" usw. Ich wusste, dass der Baum ein Wunderbaum ist, ohne genau zu wissen warum. Erst als ich mehr darüber erfahren wollte und intensiv alle Pflanzen in Kamerun studierte, fand ich den Namen und war nicht überrascht, dass es weltweit schon wissenschaftliche Literatur und Studien darüber gab. In Kamerun benutzt man Moringa, um viele Krankheiten zu behandeln, wie Anämie, Krebs, Mutter- und Kindersterblichkeit, Diabetes, Hautkrankheiten, Entzündungen, Wundheilung, Herz-Kreislauf-Erkrankungen, Rheuma, Demenz, Parkinson, AIDS, Augen- und Zahnkrankheiten, Impotenz, Bronchitis, Fieber, brüchige Knochen, Unterernährung, Durchfall, Magenschmerzen, Pilzinfektionen, kranke Darmflora und viel mehr.

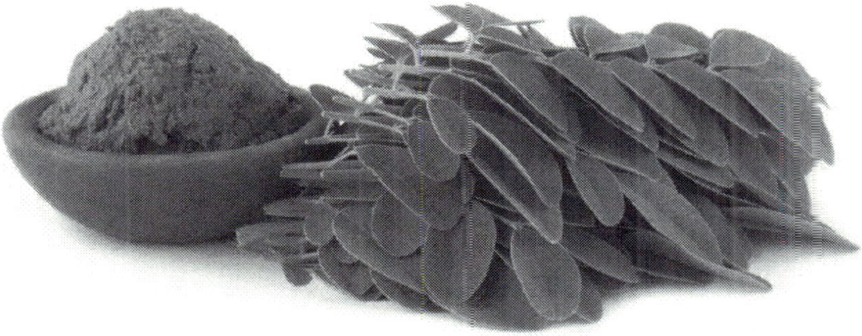

Weiterhin kann Moringa verwendet werden, um Wasser durch die Zerstörung von 90 bis 99% der Bakterien zu reinigen. Seine Samen enthalten 40% Öl. Dieses Öl ist wertvoller als Olivenöl. Moringa ist ein top Bio-Futtermittel für Tiere und ein hervorragendes Düngemittel.

Moringa besitzt einen enorm hohen Gehalt an Nährstoffen, Vitaminen und Mineralstoffen und hat ein extremes und außergewöhnliches antioxidatives Potential.

„Die Kombination und Zusammensetzung der Vitalstoffe ist sehr konzentriert, ausgewogen und einzigartig unter allen bekannten Pflanzen" ist zu lesen auf http://www.moringafarm.eu/.

Laut dieser Seite enthält der Moringabaum:

- 14 Vitamine
- 13 Mineralien
- 8 essenzielle Aminosäuren
- 10 nicht essenzielle Aminosäuren

- Omega-3-, -6- und -9-Fettsäuren
- sekundäre Pflanzenstoffe
- über 46 Antioxidantien
- Zeatin, Salvestrole und Chlorophyll

Auf der Seite ist weiterhin zu lesen:

„…Vergleichsergebnisse von Moringa Blattpulver zu 1058 Lebensmitteln, basierend auf der Grundlage des Ernährungs-Informations-Systems der Universität Hohenheim:

- 100 Gramm Blattpulver aus Moringa Oleifera enthalten im Vergleich:
- 17 x so viel Calcium wie 3,5%ige Kuhmilch
- 1,3 x mehr essenzielle Aminosäuren als Eier
- 6 x mehr Alpha-Linolensäure als Linolsäure
- 1,9 x mehr Ballaststoffe als Vollkornweizen
- 8,8 x mehr Eisen als ein Rinderfilet (Lende)
- 6 x mehr herzschützende Polyphenole als Rotwein
- 4,7 x mehr Folsäure als Rinderleber
- 4,5 x mehr Vitamin E als Weizenkeimlinge
- 1,5 x mehr Zink als ein Schweineschnitzel
- etwa so viel Vitamin C wie ein Obstsalat

- 7 x mehr Magnesium als Garnelen
- 37 x mehr antioxidative Wirkung als Weintrauben
- 6,9 x mehr Vitamin B1 und B2 als Hefe
- 3 x mehr Kalium als Bananen
- bis 3 x mehr augenschützendes Lutein als Grünkohl
- 4 x mehr Vitamin A als Karotten
- sehr hohe Anteile an ungesättigten Fettsäuren (Omega 3, 6 und 9)
- des Weiteren sehr große Mengen an natürlichem Chlorophyll"

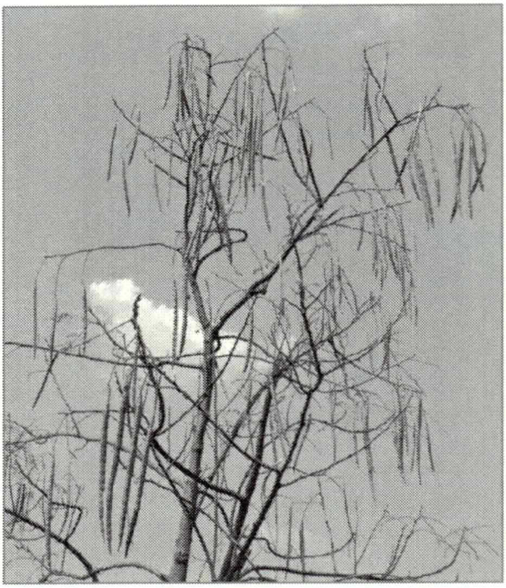

Mehr über die Wunder dieses Lebensmittels kannst du in meinem Buch „Gesund & geheilt mit der Lebensmittelapotheke: Fit, vital und jung ohne Medikamente" lesen.

2.11.2. Okra, ein weiteres Wunder- (Heil-) Lebensmittel, Quelle vieler Vitamine und Mineralstoffe

„Wer sich regelmäßig Okraschoten schmecken lässt, tut seinem Darm offenbar einen großen Gefallen. Das grüne Gemüse aus Afrika ist auf dem Vormarsch nach Europa. Dabei bewährt es sich nicht nur als wandelbare Zutat in der Küche, sondern entfaltet als geschätzte Heilpflanze auch seine gesundheitsfördernden Kräfte."

www.zentrum-der-gesundheit.de

In Afrika ist Okra mehr als ein normales Lebensmittel, es ist ein starkes Antioxidationsmittel.

Okra hilft bei Darmproblemen, Diabetes, schmerzhafter Regel, Entzündungen in Mund und Rachen, Asthma, Erkältung, Fieber, Impotenz, trockener Scheide, Lustlosigkeit, Depression, schwachem Herzmuskel. Krebs und vielem mehr.

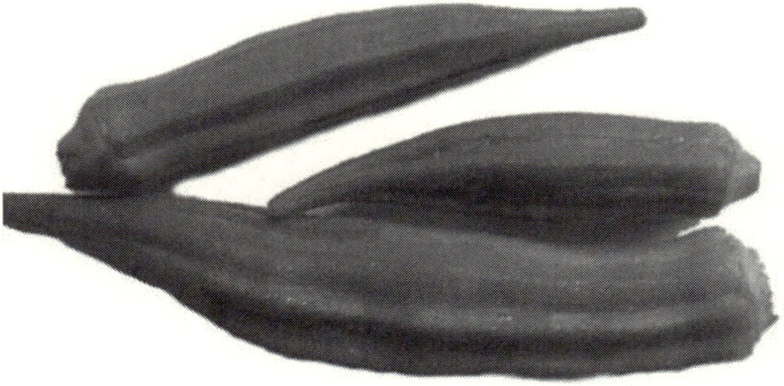

Nährwerte Okra

Nährwert	Pro 100g	Tagesbedarf eines Erwachsenen
Energie	81 kJ	19 kcal
Ballaststoffe	4,9 g	30 g
Fett	0,2 g	max. 60 g
Kohlenhydrate	2,2 g	k.A.
Proteine	2,1 g	70 g
Beta-Carotin	394 µg	800 µg
Vitamin C	36 mg	60 mg
Magnesium	38 mg	250-500 mg
Calcium	64 mg	800 mg
Eisen	653 µg	15 mg
Phosphor	75 mg	1000 mg

Nährwertangaben für Okra laut DGE (Deutsche Gesellschaft für Ernährung)

Dazu kommen Vitamine B2, B3, B6, B9 und Kupfer.

Die Krönung ist, dass Okraschoten Schlankmacher par excellence sind! Nur wenige Gramm Okra binden schon im Darm Cholesterin, Giftstoffe, Fette und Mikroorganismen. Sie normalisieren unser Sättigungsgefühl, bekämpfen sehr erfolgreich den Heißhunger und somit wirken dem Übergewicht entgegen.

Mehr über die Wunder dieses Lebensmittels kannst du in meinem Buch „Gesund & geheilt mit der Lebensmittelapotheke: Fit, vital und jung ohne Medikamente“ lesen.

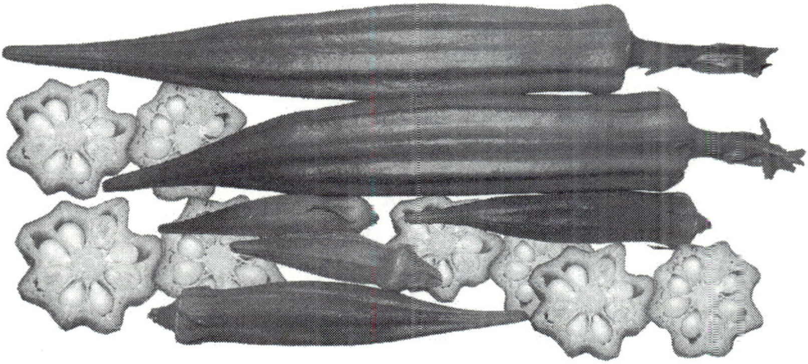

2.11.3. Djansang, Heilkraut aus Kamerun

Djansang oder Njangsa ist ein gelber Kern aus der grünen, nierenförmigen Frucht eines Baumes im Regenwald Afrikas. Er ist Nahrung und Medizin zugleich.

Das United States Department of Agriculture (USDA) und das Nationale Institut für Ernährung und Landwirtschaft der USA (NIFA) haben 2013 eine Studie über diesen Korn veranlasst, die zeigt, wie wichtig es ist.

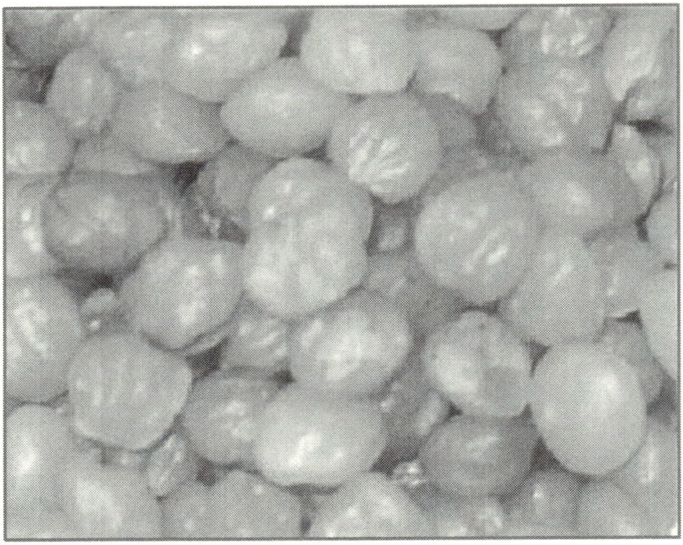

Njangsa Kernöl ist reich an mehrfach ungesättigten Fettsäuren und Djansang ist reich an Kalzium, Magnesium, Eisen, Chlor, Phosphor, Kalium. Wie der Samen enthält das Öl Vitamin E und A, Proteine, Kohlenhydrate. Das Öl hat eine natürliche heilende und lindernde Wirkung für die Haut bei Verbrennungen. Es bietet auch Schutz gegen Sonnenbrand. Den Wert dieses Öls haben Kosmetikfirmen erkannt und benutzen es in zahlreichen Cremes. Die Frauen in Kamerun benutzen dieses Öl, um eine elastische und faltenfrei Haut zu haben.

Geröstet und zu einer Paste gemahlen, werden die Samen auch verwendet, um eine köstliche Sauce, erinnernd an Erdnusssauce, zu machen. Man kann aber die Kerne auch einfach so pürieren und Saucen damit verfeinern.

Die Blätter und Rinde von Djansang werden benutzt um zahlreiche Krankheiten zu heilen oder ihnen vorzubeugen: Husten, Malaria, Gelbfieber, Magenschmerzen, Durchfall, Rheuma, Schlaflosigkeit, Herz-Kreislaufkrankheiten, Entzündungen in Körper. Augenentzündungen und Unfruchtbarkeit bei Frauen. Es ist ein sehr starkes Antioxidans gegen freie Radikale.

Djansang wird auch als natürliche Antibaby-Pille benutzt, es verbessert die Qualität der Muttermilch und stärkt die sexuelle Lust und Potenz bei Frau und Mann.

Djansang enthält Lupeol. Lupeol ist ein sekundärer Pflanzenstoff, der zu den pentacyclischen Triterpenen gehört und zugleich zur Gruppe der Alkohole zählt. Lupeol ist seit mehr als hundert Jahren bekannt und ist als potentiell leicht verfügbares Malaria- und Krebsmittel mit geringer Toxizität für die medizinische Forschung von Interesse. Es soll das Wachstum der Tumorzellen hemmen. Durch das Lupeol wirkt Djansang ist auch antimikrobiell.

Djangsang-Kerne kann man in den meisten Afro-Shops kaufen oder im Internet. Achtung vor Pulver, es enthält oft Beimischungen. Am bestens kauft man die Kerne und püriert sie selbst. Dann fügt man ein bisschen Olivenöl hinzu, lässt das Ganze ein paar Tage stehen und filtert es dann. Das Öl benutzt man auch für die Haut. Du wirst nach einiger Zeit erstaunliche Ergebnisse erleben.

Mehr über die Wunder dieses Lebensmittels kannst du in meinem Buch „Gesund & geheilt mit der Lebensmittelapotheke: Fit, vital und jung ohne Medikamente“ lesen.

2.11.4. Palmöl

„Das Rote Palmöl gilt als wahrer Nährstoff-Pool. Neben seiner ausgezeichneten Fettsäuren-Zusammensetzung enthält es auch Phytosterole, Flavonoide, Phenolsäuren, Glycolipide, Vitamin K, Q-10 und Squalen.

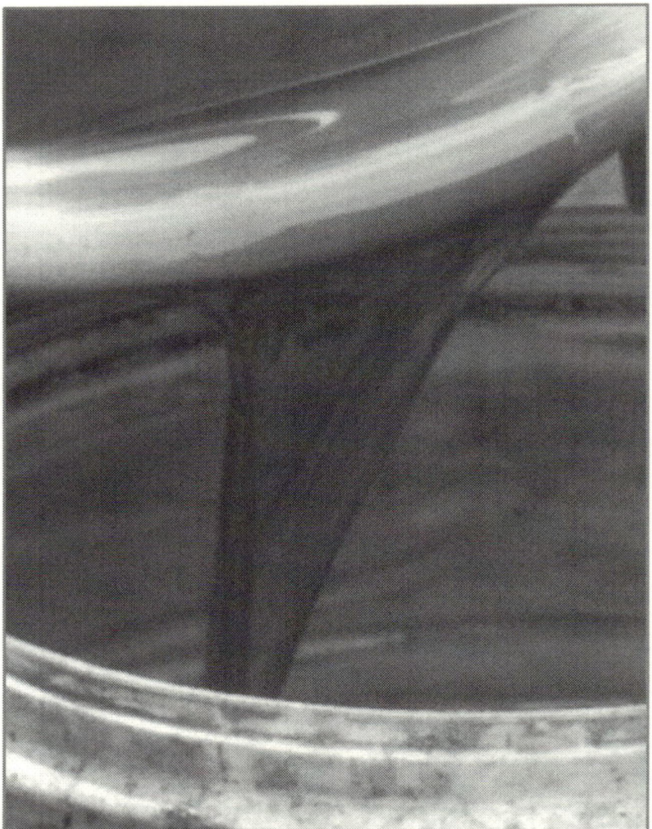

Zudem ist es DIE Quelle für Vitamin E, denn es besitzt alle vier Tocotrienole, deren enorme antioxidative Aktivität bis zu 60 Mal höher ist als jene von normalem Vitamin E. In Verbindung mit seinem Beta-Carotin, Alpha-Carotin, Lycopin sowie weiteren 20 Carotinen ist es ein ausgezeichnetes antioxidatives Lebensmittel, das Zähne und Zahnfleisch vor den Angriffen freier Radikale schützt.“ So das Zentrum der Gesundheit (www.zentrum-der-gesundheit.de).

2.11.5. Kokosnuss und Kokosöl

Kokosöl zählt aufgrund seiner vielfältigen positiven Auswirkungen auf die Gesundheit zu den wertvollsten Lebensmitteln. Es wirkt antibakteriell, antiviral, antifungal und antiparasitär.

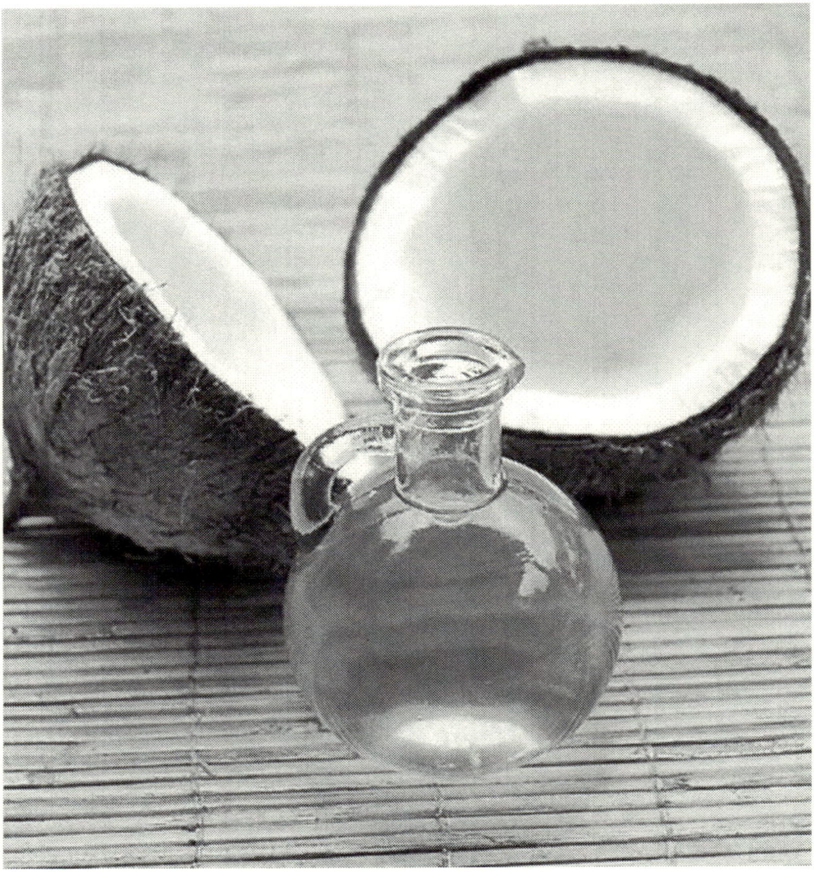

2.11.6. Ananas Gute-Laune-Frucht, Ideal für Gehirn, Psyche und bei Übersäuerung und zur Bekämpfung viele Krankheiten

Die Ananas ist nicht nur eine leckere Frucht, sie ist eine starkes Heilmittel, das unserem Körper wichtige Mineralien und Spurenelemente, wie Magnesium, Calcium, Phosphor, Kalium, Eisen, Mangan, Zink und Jod zuführt. Die tropische Gute-Laune-Frucht ist auch ein Lieferant wichtiger Vitamine, unter anderem von Beta-Carotin (Pro-Vitamin A), Biotin, Vitamin C, Vitamin E, Riboflavin, Thiamin, Niacin, und vielen mehr. Frischer Ananassaft wirkt sehr positiv bei Fieber.

Ananas ist eine ideale Frucht, die bei der Entsäuerung des Körpers eine wichtige Rolle spielt, denn sie wirkt aufgrund ihrer Mineralstoffe sehr basisch.

Auch für die Psyche und bei Stresssituationen wirkt die Ananas wahre Wunder, sie macht gute Laune, ist gut für das Gehirn und die Haut und fördert die Lust am Sex. Sie enthält natürliches Vanillin, den Neurotransmitter Serotonin und dessen Vorstufe Tryptophan, die gute Laune, gute Stimmung, Entspannung und Zufriedenheitsgefühle stimulieren, Heißhungerattacken bremsen, Zorn, Unruhe, Aggressivität, Ängsten und Nervosität entgegenwirken und außerdem euphorisierend und erotisierend wirken.

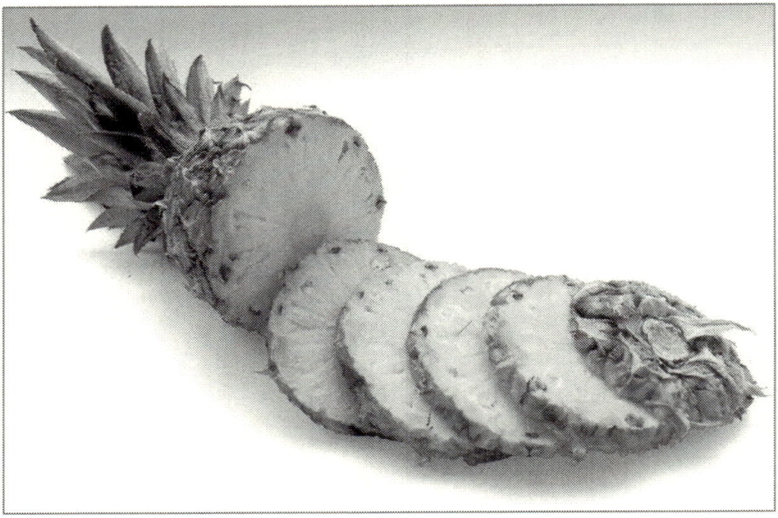

Tryptophan wird in den USA sogar als Antidepressivum, in Deutschland hingegen als mildes Schlaf- und Beruhigungsmittel angeboten. Es wurde festgestellt, dass Menschen, die Depression haben, einen sehr niedrigen Serotoninspiegel haben.

In Afrika wird Ananas auch bei Hautproblemen, Verletzungen, inneren und äußeren Entzündungen, Scharlach, Blasenbeschwerden, Nierenentzündungen, Magen- und Verdauungsproblemen, Muskelverspannungen und Krämpfen, usw. eingesetzt. Sie wirkt entzündungshemmend.

Wegen ihres Enzyms Bromelain hilft die Ananas, dem Körper Fett zu verbrennen und ihn zu entschlacken. Bromelain kann auch gegen Krankheiten, wie z.B. Krebs helfen, sagen manche Studien.

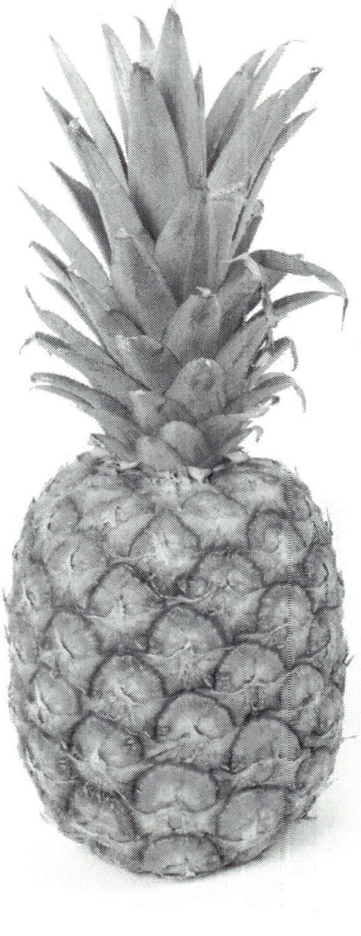

2.11.7. Papaya, die Alleskönnerin

In Kamerun, meiner Geburtsheimat, wurde Papaya nicht nur als leckere, kalorienarme Frucht gemocht, sondern auch als Arzneimittel benutzt. Internationale wissenschaftliche Studien belegen diese Erkenntnisse und dieses Wissen aus Afrika über die Wirkung der Papaya für die Gesundheit von Menschen und Tieren.

Man kann alles an der Papaya gebrauchen, die Haut der Frucht, das Fruchtfleisch, die schwarzen Kerne, die Blätter und den Saft des Baumes.

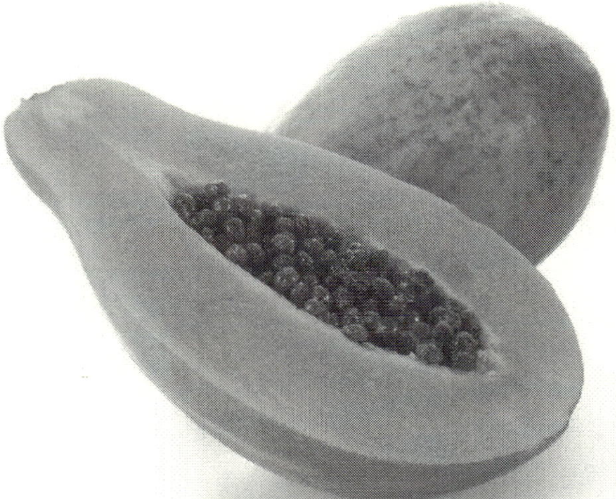

Wegen ihres Enzyms Papain und den essentiellen Nährstoffen, die sie enthält (Magnesium, Calcium, Kalium Mangan, Eisen, Selen, Phosphor, Kupfer, Zink, Ballaststoffe), kann die Papaya gegen viele Krankheiten helfen.

Magen-Darm-Beschwerden, Blähungen, Verstopfungen, Magengeschwüren und Parasiten und bauchspeicheldrüsenbedingte Verdauungsbeschwerden werden gelindert. Verantwortlich dafür ist das proteinspaltende Enzym Papain und die Ballaststoffe. Die Kerne der Papaya werden in Kamerun als Entwurmungsmittel benutzt.

Papaya hilft bei:

- Cellulite
- Falten und Hautprobleme
- Wundheilung
- Verbrennungen
- Ungesundem Sperma
- Entzündungen, Ödemen und Schwellungen (Papayablätter)

- Rheuma

- Krebszellen, wegen der enthaltenen Antioxidantien (Vitamine, Mineralien, Spurenelemente, Enzyme), die bekanntlich unsere Zellen schützen, indem sie uns vor freien Radikalen schützen

- Und viel mehr

Die Papayakerne sind noch wertvoller als die Frucht selbst. Sie werden in Afrika auch als Verhütungsmittel benutzt und sind sehr wichtig für die Gesundheit von bestimmten inneren Organen, wie der Leber.

Isoliertes Chymopapain wird zur Injektionsbehandlung von Bandscheibenschäden benutzt.

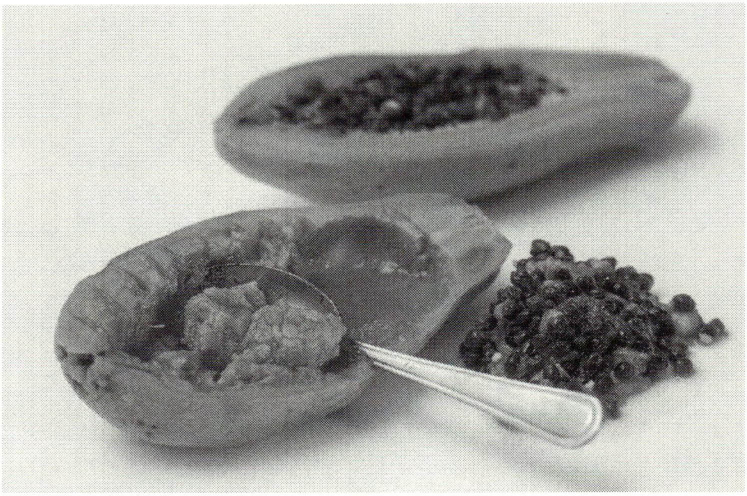

2.11.8. Avocado gegen das Cholesterin und Leukämie

Die Avocado ist eine Frucht mit sehr gesundem, pflanzlichem Fett, die sehr wichtige Vitamine (A, E, Beta und Alpha-Carotin, Biotin) enthält.

Die Avocado verbessert die Aufnahme von fettlöslichen Nährstoffen merklich.

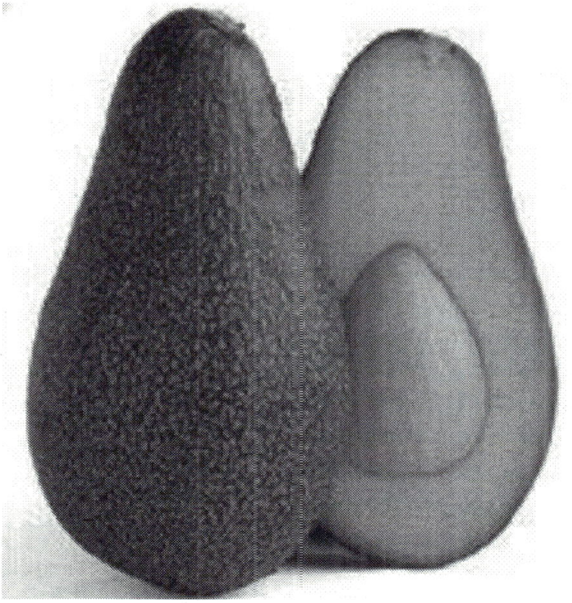

Entgegen der früheren Annahme in den westlichen Ländern, dass die Avocado wegen ihres hohen Anteils an Fett auch dick mache, zeigen viele Studien, wie zum Beispiel die im Journal of the American Heart

Association veröffentlichte, eindeutig, dass Avocado nicht dick macht, sondern sogar den Cholesterinspiegel senkt. Es heißt, dass schon eine Avocado pro Tag genügt, um den Cholesterinspiegel positiv zu beeinflussen. Was auch die Kenntnisse der Menschen in Kamerun bestätigen. In Kamerun wird eine Avocado sogar noch mit pflanzlichem Öl zubereitet, damit ihre vitalisierenden Stoffe noch schneller und stärker im Körper wirken. Die Menschen in Kamerun sind vorwiegend sportlich und muskulös.

Avocados können helfen, eine seltene, aber tödliche Art der Leukämie-Erkrankung. die myeloischen Leukämie (AML), zu bekämpfen, wie eine Studie aus Kanada bestätigte. „Die Fettmoleküle der Avocado greifen die Stammzellen der Leukämie-Erkrankung an und wir müssen ehrlich zugeben, dass es auch heutzutage nur wenige Medikamente gibt, die dazu in der Lage sind", sagten die Forscher.

„Avocado wird auch genutzt, um Magen-Darm-Beschwerden zu lindern, Zähne und Knochen zu stärken und sie spielt eine Rolle beim Sehvorgang und beim Muskelaufbau", sagte mir mein Lehrer während meiner Rituallehre.

Avocadokerne sind auch ein Heilmittel. Darüber und über weitere Früchte werde ich in den kommenden Büchern „Die Heilkraft der Tropenfrüchte“ und „Die Heilkraft von Lebensmitteln aus den Tropen: Gemüse, Wurzelknollen, Kräuter, Nüsse“ detailliert berichten.

AUFPASSEN: gezüchtete Südfrüchte haben nicht mehr die gleiche Wirksamkeit für die Gesundheit. Avocados aus Südspanien zum Beispiel sind, wie viele Südfrüchte, die von dort kommen, vitalstoffarm. Bio-Früchte garantieren die positivsten Ergebnisse.

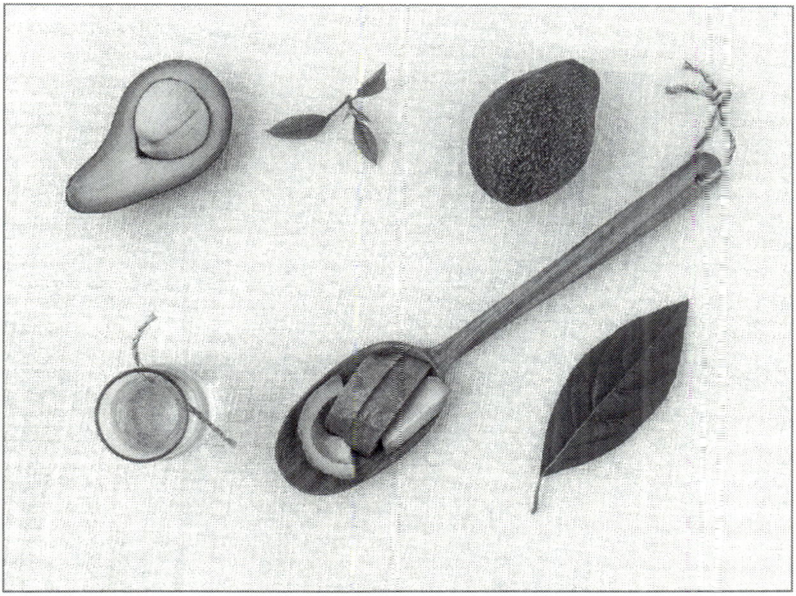

2.12. Bewegung: Kein Lebensmittel, aber als natürliches Mittel hilft sie auch gegen psychische und körperliche Krankheiten

Sport und Bewegung helfen, die Muskulatur zu stärken und den Stoffwechsel anzuregen, was dazu führt, dass die Fettverbrennung beschleunigt und gesteigert wird.

Ich finde ein moderates Sporttreiben am besten, zum einen, um nicht sehr schnell wieder die Lust zu verlieren und zum zweiten, weil du sofort wieder zunimmst, wenn du erst sehr viel Sport machst und dann keinen mehr.

Als Sport reicht es schon ein bisschen zu joggen, zu walken, öfter spazieren zu gehen und vieles zu Fuß zu machen. Besorge dir ein Trampolin und hüpfe zu Hause jedes Mal, wenn du ein paar Minuten Zeit hast: Du wirst staunen, wie ein bisschen Bewegung deinem Körper und deiner Seele guttut.

2.13. Gifte in Lebensmitteln, Gegenmaßnahmen und Alternativen

http://www.gesundheitstabelle.de/index.php/schadstoffe-gifte/gifte-lebensmittel

Gift	**Empfehlungen, Was tun**	**Alternativen**
Acrylamid	Seltener Konsum von Kartoffelchips, Pommes frites / Frittiertes nicht über 175°C erhitzen. Pommes frites lieber hell, dick, saftig, als dünn, dunkel und trocken.	Z.B. Maischips statt Kartoffelchips
Agaritin	Champignons nicht roh essen! Agaritin wird beim Kochen/Braten vernichtet (ab 70°C).	Gegarte Champignons Keine ungekochten, getrockneten Pilze essen
Alkohol (Ethanol)	Nicht jeden Tag trinken, möglichst nie „besaufen"	THC; Spaß haben ohne Drogen ☺
Anthrachinon	Vorerst seltener Schwarz- und Grüntee trinken, warten bis Problem gelöst wurde...	Andere Teesorten, vornehmlich Bio-Tees (Bio-Schwarztee enthält jedoch nicht weniger Anthrachinon)
Antibiotika	Wenig oder kein Fleisch essen. Konsum von Milchprodukten reduzieren. Meeresfrüchte aus Aquakultur, nur Bio	Fleisch und Milchprodukte aus Bio-Produktion (Bio-Tiere dürfen nur einmal Antibiotika in ihrer Lebenszeit bekommen)

Gift	**Empfehlungen, Was tun**	**Alternativen**
Aluminium	Insbesondere säurehaltige Lebensmittel meiden, die mit Aluminium in Berührung kommen.	Kochtöpfe aus Stahl, Getränke in Glasflaschen, anstatt in Dosen
Arsen	Reis vor dem Kochen waschen oder einweichen und das Wasser abkippen! Besonders belastet: Reis aus Asien	Geschälter Reis weniger belastet, parboild Reis höher, Vollkornreis am höchsten.
Aspatarm	Der Konsum von Aspatarm sollte gemieden werden: Krebsverdacht. Für Allergiker bedenklich. Viele unterschiedliche Meinungen und Einschätzungen!	Stattdessen Zucker in Maßen oder Stevia
Azofarbstoffe	Gefärbte Lebensmittel und Süßigkeiten, die knallrot oder gelb sind, sind häufig mit Azofarbstoffen gefärbt.	Natürliche Lebensmittelfarben
BHT	Häufige Aufnahme vermeiden.	Produkte ohne BHT
Benzol	Lebensmittel meiden, die sowohl Benzoesäure als Konservierungsstoff als auch Ascorbinsäure enthalten!	Produkte ohne Benzoesäure.
Benzoesäure / Natriumbenzoat	Konsum reduzieren, insbesondere, wenn E 210 in Getränken mit Ascorbinsäure enthalten ist. E-Nummer: E 211	Konservierungsstoffe meist nicht unbedingt notwendig

Gift	Empfehlungen, Was tun	Alternativen
Bisphenol A (BPA)	Löst sich aus Plastik beim Erhitzen in Mikrowelle oder Wasserkocher heraus!	Polyethylenverpackungen enthalten meist kein BPA. Der Ersatzstoff BPS ist im Übrigen ebenso schädlich.
Cadmium	Bio-Lebensmittel haben geringere Cadmium-Anteile, da sich Cadmium an Phosphate (Kunstdünger) anlagert. Bitterschokolade aus Südamerika viel stärker belastet als afrikanische. Weniger Schokolade essen.	Bio-Lebensmittel, afrikanische Schokolade (Achtung Kinderarbeit)
Cholesterin		Keine. Cholesterin ist wichtiger Stoff. Tipp: Kein Fleisch konsumieren, bzw. tierische Fette in der Ernährung stark reduzieren.
Cumarin	Produkte mit Cassia-Zimt meiden. Offizieller Grenzwert für Cumarin: nicht mehr als 4 Zimtsterne für Kinder pro Tag!	Ceylonzimt, andere Gewürze
Cyclamat	Cyclamat meiden.	Zucker in Maßen, Stevia
Fungizide	Vorsicht bei Caipirinha mit nicht-bio Limetten! Obst, Gemüse gut waschen!	

Gift	Empfehlungen, Was tun	Alternativen
Gehärtete Fette	Margarine und Fertigprodukte meiden.	Olivenöl, Bio-Margarine ohne gehärtete Fette, Butter
Gentechnisch veränderte Lebensmittel	Gentechnisch veränderte Lebensmittel meiden und politisch bekämpfen.	Konventionell, durch Kreuzung gezüchtete Lebensmittel
Gesättigte Fettsäuren		Pflanzliche Fette, v.a. Diestel-, Oliven-, Raps- und Sonnenblumenöl. Reduktion des Konsums tierischer Fette!
Glutamat / Geschmacksverstärker		Qualitativ hochwertiges Essen benötigt keinerlei Geschmacksverstärker. Hefeextrakt enthält weniger Glutamat als das industriell hergestellte E-621.
Glycidamid	Seltener Konsum von Kartoffelchips, Pommes frites / Frittiertes nicht über 175°C erhitzen. Pommes frites lieber hell, dick, saftig, als dünn, dunkel und trocken. Bratöl sollte wenig ungesättigte Fettsäuren enthalten.	Z.B. Maischips statt Kartoffelchips

Gift	Empfehlungen, Was tun	Alternativen
Glyphosat	Glyphosat ist vermutlich krebserregend und ist durch die tägliche Aufnahme durch den Menschen ein entscheidendes Gesundheitsrisiko.	Bio-Nahrungsmittel! Für die Herstellung von Lebensmitteln aus konventioneller Landwirtschaft werden sehr häufig glyphosathaltige Pestizide verwendet.
Histamin		Diese Nahrungsmittel meiden, Konsum reduzieren. Insbesondere Rotwein. Histaminfreier Wein ist käuflich zu erwerben.
Melamin		Melamingeschirr ohne Erhitzen gut verwendbar. Alternativen sind natürlich Porzellan und Steingut.
Methanol		Weniger Alkohol trinken, oder weniger belastete Getränke höher belasteten vorziehen.
Mineralöl (MOSH / MOAH)		Keine Lebensmittel essen, die direkten Kontakt zu bedruckter oder recycelter Papierverpackung hatten.

Gift	Empfehlungen, Was tun	Alternativen
Natrium-nitrit, Nitritpökelsalz	Wurst/Käse mit Nitrit auf keinen Fall über 130 Grad erhitzen! Pizza keinesfalls mit Salami, Schinken, Gouda belegen! Sonst entstehen bei der Verdauung krebserregende Nitrosamine. Gefährlich für Babys.	Käse und Wurst mit anderen Konservierungsmitteln oder unkonserviert
Natrium-fluorid, Fluor	Alle Produkte mit Fluoriden meiden!!!	Meersalz (und Zahnpaste) ohne Zusätze
Natamycin	Käserinde auf keinen Fall mitessen, es sei denn, sie wird auf der Verpackung explizit als essbar bezeichnet. Rinde und 5 mm vom Käse abtrennen und wegwerfen, da Natamycin auch in den Käse hineindiffundiert	Bio-Käse enthält kein Natamycin.
Nitrat		Weniger betroffene Gemüse vorziehen. Vor allem in den Wintermonaten.
Patentblau		-
PET-Flaschen: Acetaldehyd/ Östrogen		Glasflaschen! PET-Flaschen sind überflüssig.

Gift	Empfehlungen, Was tun	Alternativen
Phthalate	Packungen mit Weichmachern grundsätzlich meiden! Vor allem wenig Lebensmittel aus Konservendosen essen.	Kunststoffe ohne Weichmacher, alternative Verpackungsmaterialien
Phytoöstrogene	Nicht zu viel Soja essen und nicht jeden Tag. Bei normalem Konsum überwiegen die positiven gesundheitlichen Eigenschaften deutlich. Kinder sollten nur **wenige** Sojaprodukte essen.	Für Vegetarier: Statt Tofu auch mal Ei, Käse, Seitan, Falafel essen.
Polyzyklische Kohlenwasserstoffe (PAK)	Gegrillte Lebensmittel meiden. Insbesondere die schwarzen Stellen! Konsum geräucherter Lebensmittel reduzieren.	Braten statt grillen. Gasgrill statt Kohlegrill, ungeräucherte Nahrung vorziehen.
Pyrrolizidinalkaloide	Lebensmittel meiden, bei deren Produktion giftige Pflanzen mit den Nahrungspflanzen vermischt werden können (leider sind das auch sehr häufig Kräutertees).	Lebensmittel, bei denen man sich über die Herkunft sicher sein kann. Bio-Tees sind nur selten mit dieser Substanz belastet.
Radioaktivität	Entsprechende Lebensmittel meiden und sich weiterhin informieren, wie sich Strahlenwerte z.B. in Pazifikfisch (Seelachs / Fischstäbchen!) entwickeln.	Lebensmittel aus anderen Regionen / Fanggebieten (Fisch).

Gift	Empfehlungen, Was tun	Alternativen
Saccharin		Stattdessen Zucker in Maßen oder Stevia.
Safrol		Diese Lebensmittel meiden oder nur in geringen Mengen aufnehmen.
Schimmelgift / Aflatoxine u.a.	Verschimmelte Lebensmittel wegwerfen! Insbesondere welche aus Getreide, Gemüse, Obst (bei Käse kann man ihn großzügig abschneiden).	Gefährdete Lebensmittel aus vertrauenswürdigen Ländern kaufen (Stichwort *gute Lagerung*)
Schmelzsalze, Phosphate	Nicht essen. Bei Hamburgern weglassen	Guter Käse enthält keine Schmelzsalze und schmeckt sehr viel besser.
Semicarbazid		Beschichtungen ohne Weichmacher (z.B. Polyethylen, Polypropylen). Lebensmittel ohne entsprechende Verpackung.
Silikone		Rein pflanzliches Bratöl ohne Additive
Solanin	Stängel der Tomate rausschneiden und nicht essen. Jegliche Sprossen von Kartoffeln großzügig abschneiden. Keine grünen Kartoffeln oder Tomaten essen!	-
Stevia		Wenig Zucker

Gift	**Empfehlungen, Was tun**	**Alternativen**
Sulfite		Wein ohne künstlich zugesetzte Sulfite
Transfett-säuren		Risikolebensmittel meiden
Vanillin		Echte Vanille, Verzicht auf das Aroma
Zucker-kulör (Ammoni-umsulfit)	Es gibt keine Grenzwerte, sollte aber gemieden werden.	Getränke ohne Farbstoffe oder mit natürlichen Farbstoffen wie Malzextrakt

2.14. Tipps für Veganer und Vegetarier

Lebens-mittel | Thema	**Vorkommen | Verwendung**	**Tipps | Alternativen**
Begriffe 'Vegan' und 'Vegetarisch'	Begriffe sind nicht geschützt.	Genau hinschauen, welche Zutaten auf Produkten ausgewiesen sind. Man sollte sich generell genau informieren, wenn man Vegetarier oder Veganer ist.
Bienenwachs / Honig	Bienenwachs dient als Überzugmittel bei vielen Süßigkeiten. Honig wird pur gegessen und findet sich in vielen Fertigprodukten und Süßigkeiten.	Veganer verzichten meist auf Produkte mit Honig- oder Bienenwachsanteilen. Die Bienenhaltung wird von vielen Veganern als negativ gesehen.
Eier	Männliche Küken werden in der Regel direkt nach dem Schlüpfen aussortiert und getötet. Dies gilt ausdrücklich auch bei fast allen Bio-Eiern!	In manchen Bio-Läden finden sich auch Eier aus einer Tierhaltung, die männliche Küken am Leben lässt (zumindest bis zur Schlachtung). Die einzige wirklich tierfreundliche Variante beim Eierkonsum sind Eier von Hof-Hühnern, die nicht zur Schlachtung gehalten werden und wo auch die Hähne nicht getötet werden.
Eisen	Bei vegetarischer und veganer Ernährung sollte Rücksicht auf Eisen genommen werden.	Wer Veganer ist, sollte zumindest etwas darauf achten, regelmäßig eisenhaltige pflanzliche Lebensmittel zu essen.

Lebensmittel | Thema	Vorkommen | Verwendung	Tipps | Alternativen
Fleischersatz	Vegetarier und Veganer haben in der Regel (genau wie ihre karnivorischen Artgenossen) das Bedürfnis nach der Aromanote "Umami". Als Fleischersatz eignen sich besonders gut Gemüsefrikadellen oder Tofu, Sojageschnetzeltes und Saitan, die in Bezug auf die Konsistenz sehr ähnlich sind. Wichtig ist aber die Zubereitung, sonst schmecken sie fade.	Tipp für Tofu/Sojageschnetzeltes: Würzen mit reichlich Sojasauce, Kreuzkümmel und Koriander. Dann in Pfanne mit reichlich Öl und kleingeschnittenen Zwiebeln braten (Sojageschnetzeltes zuvor in kochendem Wasser einweichen).
Fruchtsäfte und Limonaden	Klare Fruchtsäfte werden meist mit Gelatine (z.T. Fisch-Gelatine) gefiltert. Die Gelatine ist im Endprodukt nicht mehr enthalten.	Direktsäfte, frisch gepresste Säfte. Limonaden ohne Saftanteil.
Gelatine (E 441)	Weingummi/Gummibärchen, Kaubonbons, Pudding etc. Tierisch: Vom toten Schwein oder Rind (Haut). **Achtung:** Auch in vielen Medikamenten, analogen Filmrollen und in Photopapier enthalten. Außerdem in Paintball-Munition.	Pektin, Agar-Agar, Stärke, Johannisbrotkernmehl Kelp-Alge. Einige weiche Süßigkeiten wie Lakritzschnecken enthalten keine Gelatine.

Lebens-mittel | Thema	Vorkommen | Verwendung	Tipps | Alternativen
Glycerin (E 422)	Glycerin ist zum Teil tierischen Ursprungs.	Meistens ist Glycerin pflanzlicher Herkunft. Es fällt unter anderem als Reststoff in der Biodieselproduktion an.
Medikamente	Sehr viele Pillen und Tabletten haben eine Hülle aus Gelatine.	Viele Medikamente sind auch mit nicht-tierischer Hülle verfügbar.
Käse (Lab)	Viele Käse werden mit Lab hergestellt und sind damit NICHT VEGETARISCH!	Beim Kauf von Käse ist darauf zu achten, dass auf der Packung "mit mikrobiologischem Lab hergestellt" steht.
Margarine	Achtung: Margarinen sind nicht immer vegetarisch oder vegan. Zum Teil sind sie mit Fischöl (Omega-3-Margarinen) oder Molke angereichert.	Zutatenliste auf der Verpackung beachten!
Omega-3-Fettsäuren	Nahrungsergänzungsmittel häufig hergestellt aus Fisch und/oder Robben.	Pflanzliche Träger von Omega-3-Fettsäuren sind verfügbar. Z.B. in Leinöl, Chiaöl, Perillaöl usw.
Milchprodukte	Vegetarier essen häufig Milchprodukte. Hierbei kann eine Reduktion der Aufnahme aus gesundheitlichen Gründen und aus Gründen des Tierschutzes sinnvoll sein.	Es wird ein Zusammenhang zwischen Milchkonsum und Krebserkrankungen vermutet. Auch zu beanstanden: Der Tierschutz in der Massentierhaltung.

Lebensmittel | Thema	**Vorkommen | Verwendung**	**Tipps | Alternativen**
Proteine / Eiweiß	Eiweiße sind wichtig für eine ausgewogene Ernährung. Auch für Vegetarier und Veganer besteht eigentlich kein Mangel. Dennoch sollte man auf die tägliche Aufnahme auch eiweißhaltiger pflanzlicher Lebensmittel achten.	
Schellack (E 904)	Unbedenkliches Baumharz, das von Läusen aus dem Baum geholt wird. Möglicherweise für Veganer problematisch. Vegetarier dürften im Allgemeinen wenig Mitleid mit Läusen haben 😊	Wird als Kunststoffersatz, Möbelpflege oder Nahrungsergänzungsmittel verwendet. Alternativen sind meist chemisch.
Talg	Tierfett, das Bestandteil in vielen Kosmetika, Vogelfutter, Kerzen (Stearin), Schmiermitteln (z.B. für Saiteninstrumente) und zum Teil vegetarischen Speisen ist. Nicht verwechseln mit mineralischem Talk in Lebensmitteln (E-553b).	Rein pflanzliche Kosmetika. Naturkosmetika haben meist keine tierischen Bestandteile.

Lebens-mittel | Thema	Vorkommen | Verwendung	Tipps | Alternativen
Taurin	In Energy-Drinks findet sich in der Regel Taurin als Zusatzstoff. Es erhöht laut Marketing angeblich die Konzentration, was aber wissenschaftlich nicht belegt ist. Taurin ist zwar ein Stoff, der in Säugetieren vorkommt, es gibt aber auch synthetisch hergestelltes.	Für Vegetarier und Veganer ist das Taurin in Energy-Drinks unbedenklich, da synthetisch hergestellt.
Tierversuche	Tierversuche werden meist in der medizinischen/ pharmazeutischen Forschung angewendet. Seltener auch für die Entwicklung von Kosmetika.	Für Kosmetika bestehen Listen von Unternehmen, die nicht von Tierversuchen Gebrauch machen (siehe Peta). Tierversuche für Medikamente und Grundlagenforschung können aus Konsumentensicht schwer verhindert werden.
Vitamin A	Zwei Drittel der Vitamin-A-Zufuhr stammt bei den meisten Menschen aus Fleisch- und Milchprodukten. Ein Mangel ist selten.	Veganer sollten darauf achten, genügend pflanzliche Lebensmittel mit der Vitamin-A-Vorstufe Carotine (Provitamin A) zu sich zu nehmen.
Vitamin B12	Vegetarier decken in der Regel ihren Vitamin B12-Bedarf über Milchprodukte und Eier ab.	Wer Veganer ist, sollte sich um eine ausreichende Vitamin B12-Aufnahme Gedanken machen. Über rein pflanzliche Nahrung kann eine solche nicht gewährleistet werden.

Lebensmittel | Thema	Vorkommen | Verwendung	Tipps | Alternativen
Vitamin D und Vitamin D3-Präperate	Vitamin D3 ist immer tierischer Herkunft. Gewonnen entweder aus Fisch, Milch, Eiern oder tierischen Fetten.	Synthetische Herstellung ist auch möglich.
Wein	Tierische Zusatzstoffe. Billiger Wein und die meisten klaren Säfte werden mit Gelatine vom toten Schwein oder Fischen gefiltert. Gelatine ist zwar nicht mehr im Endprodukt enthalten, wurde aber für die Produktion verwendet.	Es gibt Hersteller, die den Wein anders filtern. Dies gilt vor allem für teurere Weine oder dann, wenn es auf der Verpackung vermerkt ist (Vegan).
Wolle / Wollfett	Wolle in der Regel vom Schaf. Wollfett zum Teil auch in Kosmetika enthalten.	Grundsätzlich in Ordnung. Ggf. fragwürdige Tierhaltung. Schafe werden (wie andere Zuchttiere) außerdem meist lange vor der natürlichen Lebenserwartung geschlachtet.
Zusatzstoffe	Viele Lebensmittel-Zusatzstoffe (E-Nummern) enthalten tierische Anteile, ohne dass dies dem Verbraucher unbedingt bewusst ist. Die Wichtigsten sind in dieser Tabelle aufgeführt, alle weiteren sind aus entsprechenden Tabellen zu entnehmen.	Wer sichergehen will, welche natürlichen Zusatzstoffe tierischer Herkunft ist, sollte die entsprechenden Tabellen studieren.

Lebensmittel | Thema	Vorkommen | Verwendung	Tipps | Alternativen
Zucker (Raffiniert)	Raffinierter Zucker wird in einigen Ländern zum Teil mit Tierkohle entfärbt (z.B. USA). In Deutschland wird dies nicht gemacht.	In der Regel braucht man sich hierzulande wenig Gedanken zu diesem Thema machen. In anderen Ländern ggf. recherchieren, ob dort Tierkohle in der Zuckerproduktion üblich ist.

Quelle: http://gesundheitstabelle.de/index.php/2012-11-04-20-02-49/tips-fuer-vegetarier-veganer

Über indayi edition

Aus einem Traum ist eine Idee entstanden und aus der Idee ist ein Verlag geworden: indayi edition, der erste FAIR Verlag!

Fair zu den Autoren
faire Literatur
für eine faire Welt

indayi edition wurde von Dantse Dantse 2015 in Darmstadt gegründet und ist somit der erste Verlag eines Migranten aus Afrika in Deutschland. Dantse kommt ursprünglich aus Kamerun und lebt seit über 25 Jahren in Deutschland, wo er auch studiert hat. Bücherschreiben ist schon lange seine Leidenschaft und mit der Zahl der veröffentlichten Bücher stieg der Wunsch nach einem eigenen Verlag, um seinem Stil und seiner unkonventionellen Art treu bleiben und unabhängig von Verlagsvorgaben und -regeln schreiben und veröffentlichen zu können.

Wir möchten unkonventionelle Literatur fördern. Alles was den Menschen helfen kann wird bei uns veröffentlicht, auch wenn es gerade kein Trendthema ist, oder sogar tabuisiert wird. Außerdem liegt uns Literatur von Menschen mit Migrationshintergrund am Herzen – ihre Erfahrungsberichte, Romane, Erzählungen, Rezepte, ihr Blick auf die Gesellschaft, auf aktuelle Fragen, auf „die Deutschen", ihr Humor und ihre Kultur. Unser Ziel ist es, Bücher herauszugeben, die der Verständigung zwischen den Kulturen dienen und die die Menschen dazu bringen, die Welt und sich selbst besser zu verstehen. Gute, unkonventionelle Bücher, die dem Mainstream nicht entsprechen, die aber Themen haben, die der Gesellschaft helfen.

Die Bücher von indayi sind anders

...weil wir Themen nicht oberflächlich behandeln, sondern den Sachen auf den Grund gehen

...weil unsere Autoren authentisch, einfach und leserlich schreiben und auf abgehobene Fachsprache verzichten

...weil wir uns für das Fremde interessieren, und versuchen es so darzustellen, wie es wirklich ist – ungeschönt und ohne Vorurteile, damit der Leser sich fühlt, als sei er mit dabei

...weil unsere Bücher Probleme lösen und den Menschen Halt, Hoffnung und Motivation geben und ihnen außerdem ein Lächeln schenken

...weil wir Menschen mit Migrationshintergrund eine Stimme geben

...weil wir die deutsche Sprache für Integration und Frieden zwischen den Kulturen nutzen

...weil alle unsere Kinderbücher von Kindern illustriert werden und nicht von Profis – so zeigen wir, wie Kinder die Welt und die Geschichten sehen

Wir wollen denjenigen eine Stimme geben, die sonst keine haben. Die Erfahrungen, Träume, Ideen, Fantasien, Weisheiten von Menschen mit Migrationshintergrund, ihre Einblicke in ihre Welt eröffnen uns neue, ungewohnte Sichtweisen und bereichern uns, genauso wie die Texte anderer, unkonventioneller, querdenkender Autoren.

indayi will Lustiges, Nachdenkliches, Philosophisches, Erotisches, Hilfreiches, Bewegendes, Berührendes, Wissenswertes, Spannendes, Unterhaltsames, Kontroverses, Streitbares, Erkenntnisreiches, Amüsantes, Erstaunliches veröffentlichen.

Besuche unsere Website: indayi.de

Abonniere unseren Newsletter, um immer auf dem Laufenden zu sein: https://indayi.de/newsletter/

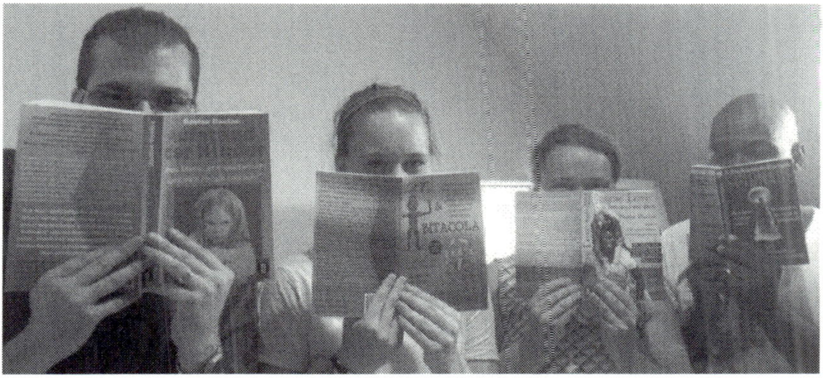

Das Team von indayi edition!

DIFO - DANTSE IMMUN FORTE
Life & health protect energy sauce

Die therapeutische, magische Gesundheits-Sauce aus Ingwer, Knoblauch, Zwiebel, Chili und vielem mehr. Eine Sauce, die körperliche und psychische Krankheiten heilt und magisch schmeckt. Die wunderscharfe Sauce bekämpft sehr wirksam Krankheiten und macht außerdem schlank.

Eine echte Delikatesse zu Fleisch, Fisch, Käse, Weißbrot, Reis, Nudeln etc. Regelmäßig gegessen wirst du ein dauerhaftes Ergebnis und allgemeines Wohlbefinden verspüren. Diese Sauce sollte nicht mehr auf deiner Speisekarte fehlen! Sie wird auch nie mehr fehlen, sobald du sie das erste Mal probiert hast!

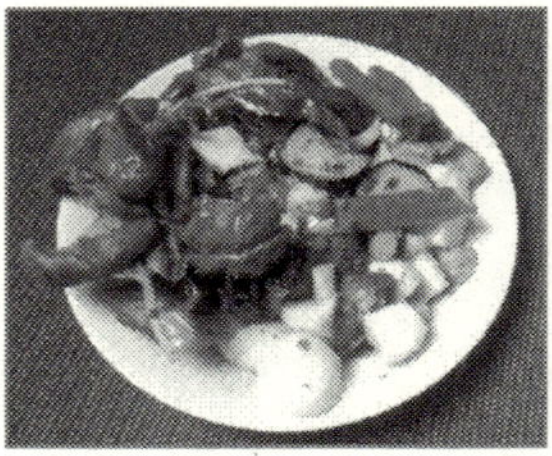

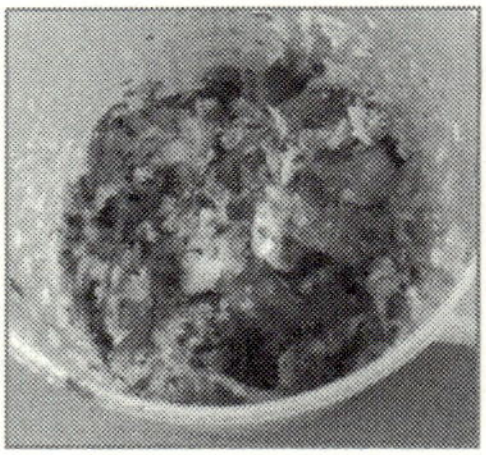

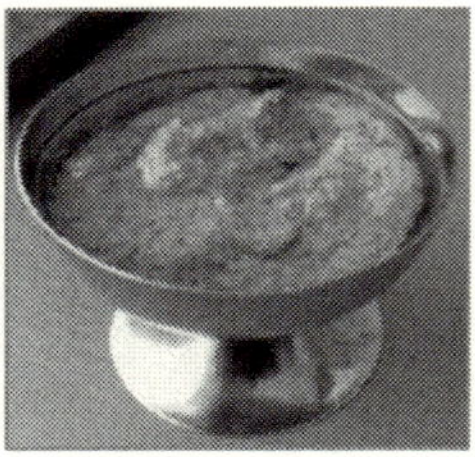

Möchtest du diese Sauce bestellen? Dann gehe auf www.mycoacher.jimdo.com! Mehr Info über DIFO – DANTSE IMMUN FORTE findest du in Dantse Dantses Buch **Nutrazeutika** (ISBN 9783946581492).

DIFO-Immun-Formel trägt zur normalen Funktion des Immunsystems bei.
(enthält Vitamine A, B und C außerdem Natrium, Calcium, Kalium, Magnesium, Silizium, Schwefel, Phosphor, Iod, Eisen, Zink)

DIFO schützt deinen Körper vor Krankheitserregern und hilft dir bei sämtlichen Erkrankungen **schneller gesund zu werden**. Damit dein Immunsystem stark bleibt empfehle ich DIFO®:

- Mit der einzigartigen „Vital-Formel" aus bewährten Pflanzen
- Mit der Kraft der Natur
- Enthält wichtige Mineralien, die Zellen vor oxidativem Stress schützen
- Enthält bereits die Tagesdosis an Vitamin C, A und mehr
- Enthält wichtige Aminosäuren

DIFO, die leckere therapeutische Sauce zur optimalen Stoffwechsel-Harmonisierung

Weitere Bücher von indayi edition
(Auszug)

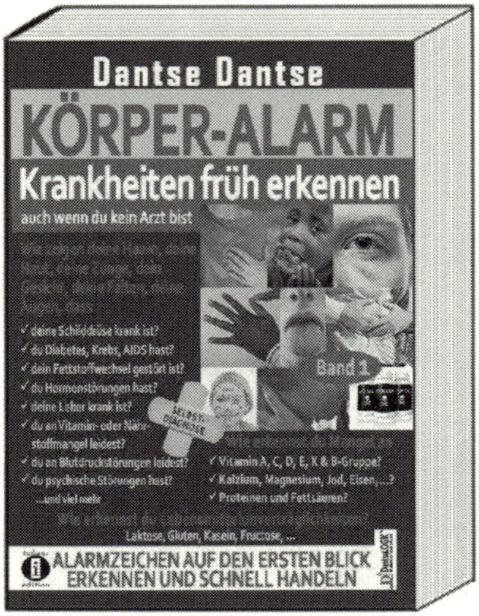

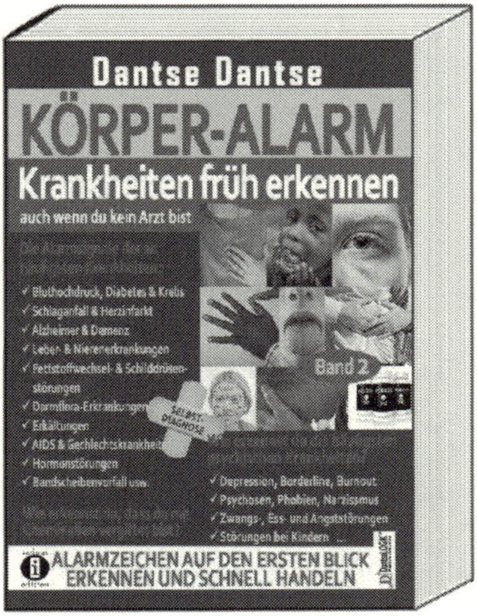

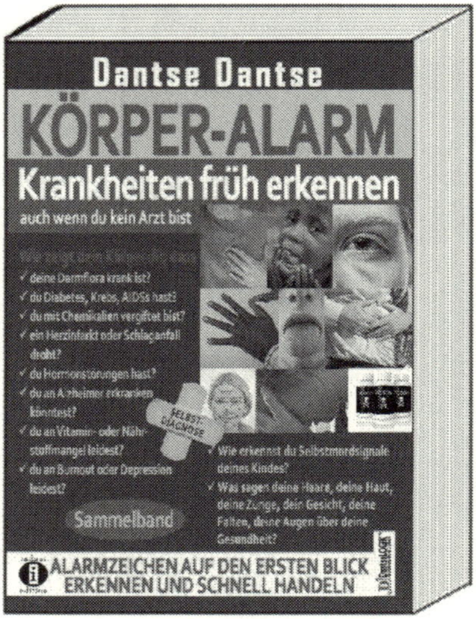

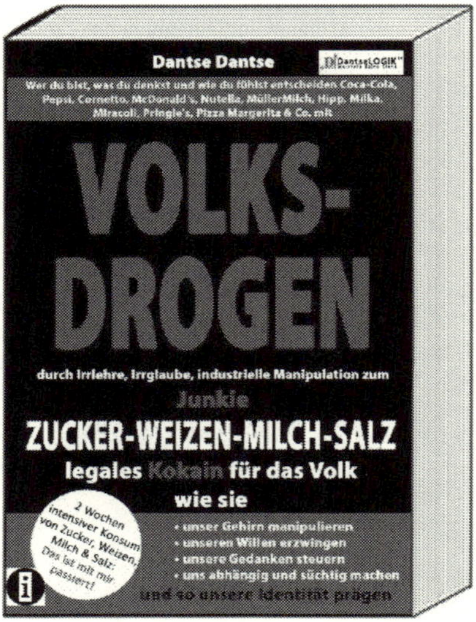

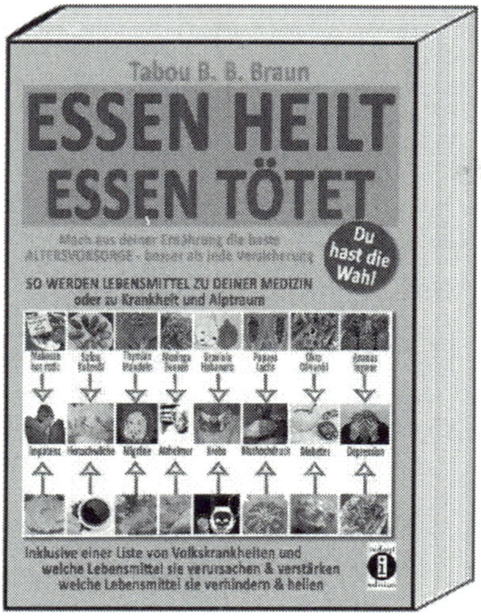
Tabou B. B. Braun
ESSEN HEILT
ESSEN TÖTET
Du hast die Wahl
SO WERDEN LEBENSMITTEL ZU DEINER MEDIZIN
oder zu Krankheit und Alptraum
Inklusive einer Liste von Volkskrankheiten und
welche Lebensmittel sie verursachen & verstärken
welche Lebensmittel sie verhindern & heilen

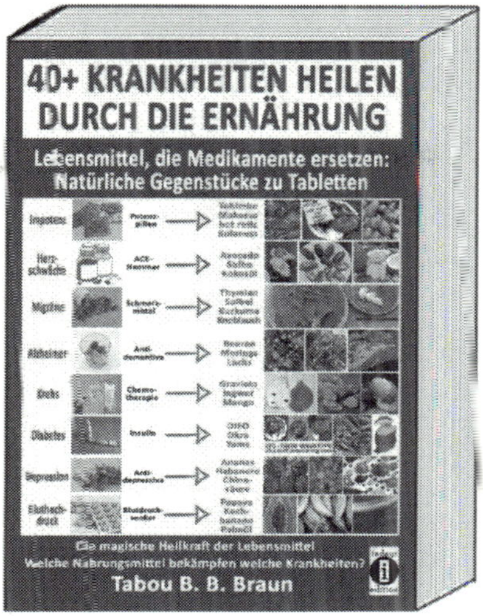
40+ KRANKHEITEN HEILEN
DURCH DIE ERNÄHRUNG
Lebensmittel, die Medikamente ersetzen:
Natürliche Gegenstücke zu Tabletten
Die magische Heilkraft der Lebensmittel
Welche Nahrungsmittel bekämpfen welche Krankheiten?
Tabou B. B. Braun

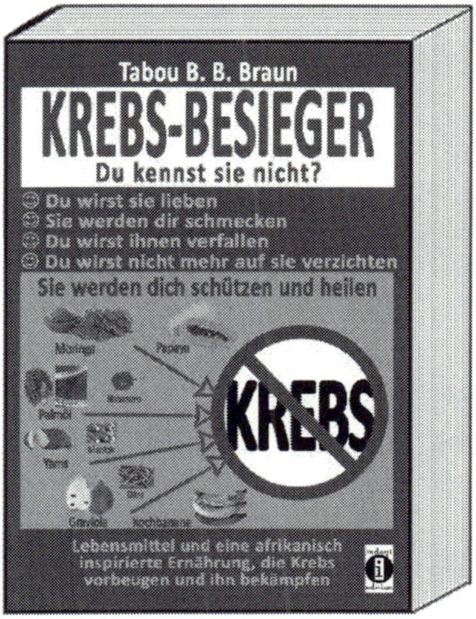
Tabou B. B. Braun
KREBS-BESIEGER
Du kennst sie nicht?
Du wirst sie lieben
Sie werden dir schmecken
Du wirst ihnen verfallen
Du wirst nicht mehr auf sie verzichten
Sie werden dich schützen und heilen
KREBS
Lebensmittel und eine afrikanisch
inspirierte Ernährung, die Krebs
vorbeugen und ihn bekämpfen

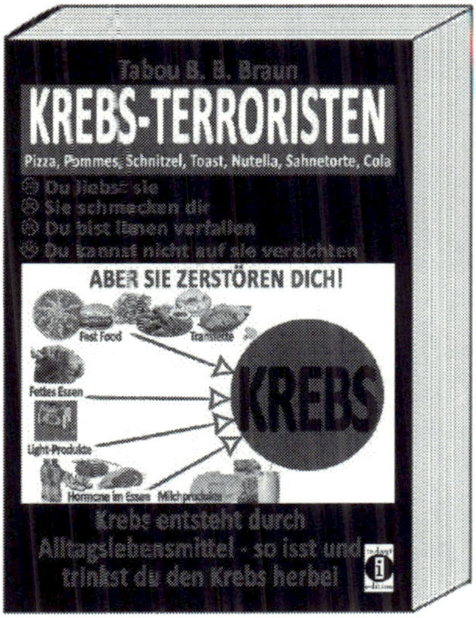
Tabou B. B. Braun
KREBS-TERRORISTEN
Pizza, Pommes, Schnitzel, Toast, Nutella, Sahnetorte, Cola
Du liebst sie
Sie schmecken dir
Du bist ihnen verfallen
Du kannst nicht auf sie verzichten
ABER SIE ZERSTÖREN DICH!
Fast Food
Fettes Essen
Light-Produkte
KREBS
Krebs entsteht durch
Alltagslebensmittel - so isst und
trinkst du den Krebs herbei

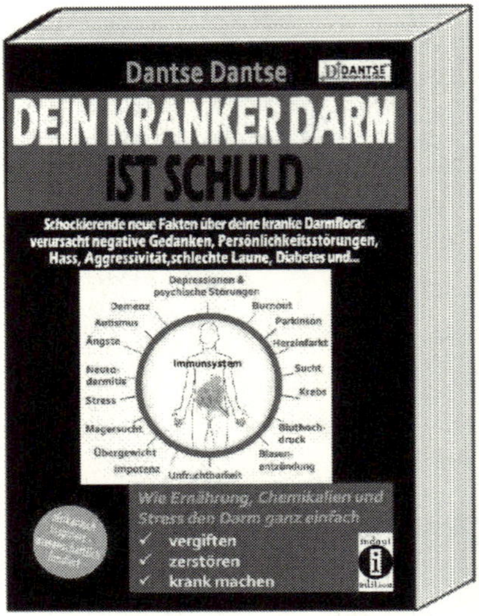
Dantse Dantse
DEIN KRANKER DARM
IST SCHULD
Schockierende neue Fakten über deine kranke Darmflora: verursacht negative Gedanken, Persönlichkeitsstörungen, Hass, Aggressivität, schlechte Laune, Diabetes und...
Wie Ernährung, Chemikalien und Stress den Darm ganz einfach
vergiften
zerstören
krank machen

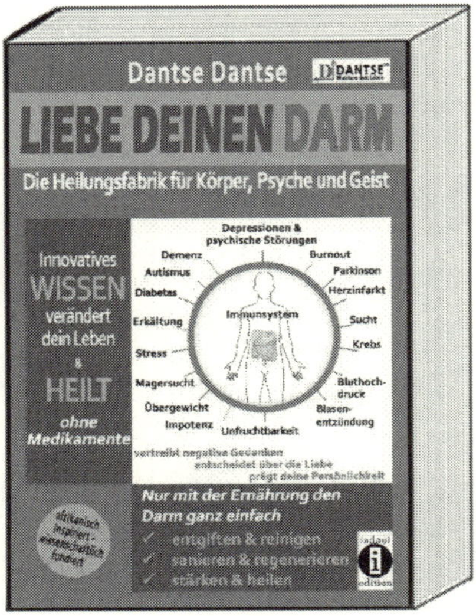
Dantse Dantse
LIEBE DEINEN DARM
Die Heilungsfabrik für Körper, Psyche und Geist
Innovatives WISSEN verändert dein Leben & HEILT ohne Medikamente
Nur mit der Ernährung den Darm ganz einfach
entgiften & reinigen
sanieren & regenerieren
stärken & heilen

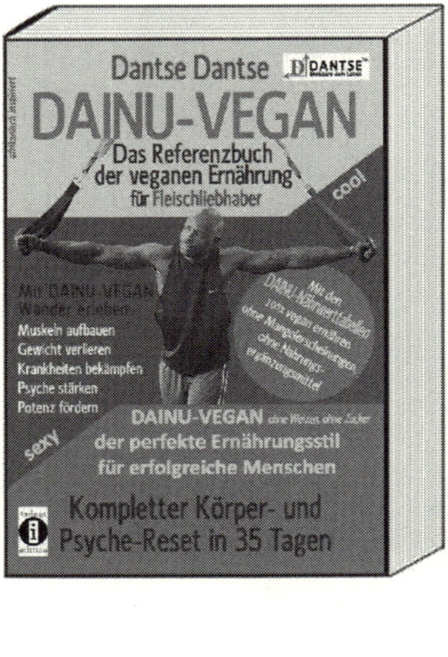
Dantse Dantse
DAINU-VEGAN
Das Referenzbuch der veganen Ernährung für Fleischliebhaber
cool
Muskeln aufbauen
Gewicht verlieren
Krankheiten bekämpfen
Psyche stärken
Potenz fördern
sexy
DAINU-VEGAN
der perfekte Ernährungsstil für erfolgreiche Menschen
Kompletter Körper- und Psyche-Reset in 35 Tagen

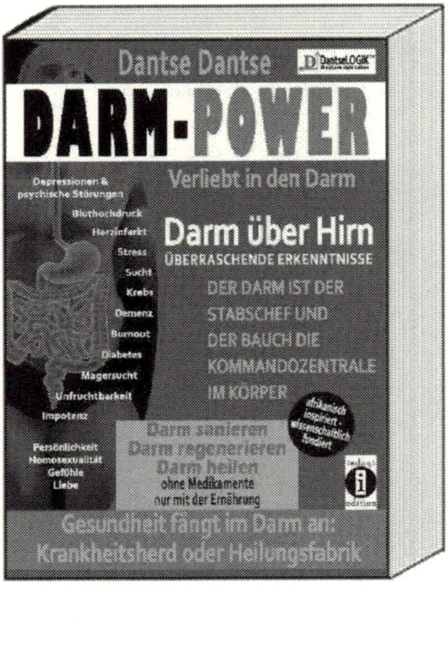
Dantse Dantse
DARM-POWER
Verliebt in den Darm
Darm über Hirn
ÜBERRASCHENDE ERKENNTNISSE
DER DARM IST DER STABSCHEF UND DER BAUCH DIE KOMMANDOZENTRALE IM KÖRPER
Darm sanieren
Darm regenerieren
Darm heilen
ohne Medikamente nur mit der Ernährung
Gesundheit fängt im Darm an: Krankheitsherd oder Heilungsfabrik

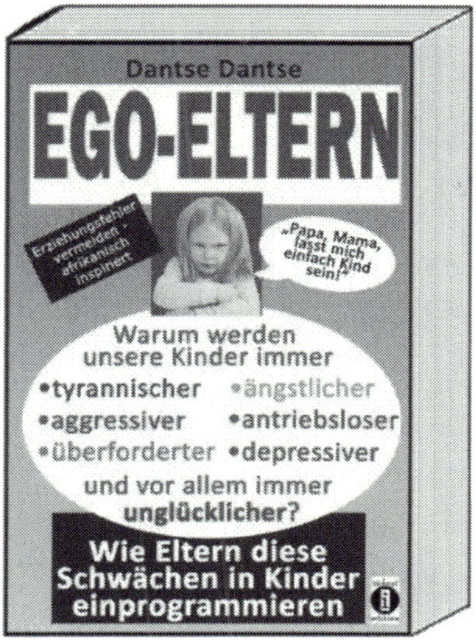
Dantse Dantse
EGO-ELTERN
„Papa, Mama, lasst mich einfach Kind sein!"
Warum werden unsere Kinder immer
•tyrannischer •ängstlicher
•aggressiver •antriebsloser
•überforderter •depressiver
und vor allem immer unglücklicher?
Wie Eltern diese Schwächen in Kinder einprogrammieren

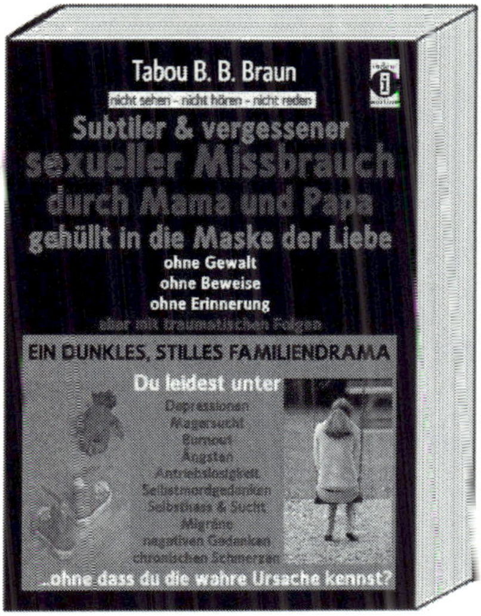
Tabou B. B. Braun
nicht sehen - nicht hören - nicht reden
Subtiler & vergessener sexueller Missbrauch durch Mama und Papa
gehüllt in die Maske der Liebe
ohne Gewalt
ohne Beweise
ohne Erinnerung
EIN DUNKLES, STILLES FAMILIENDRAMA
Du leidest unter
...ohne dass du die wahre Ursache kennst?

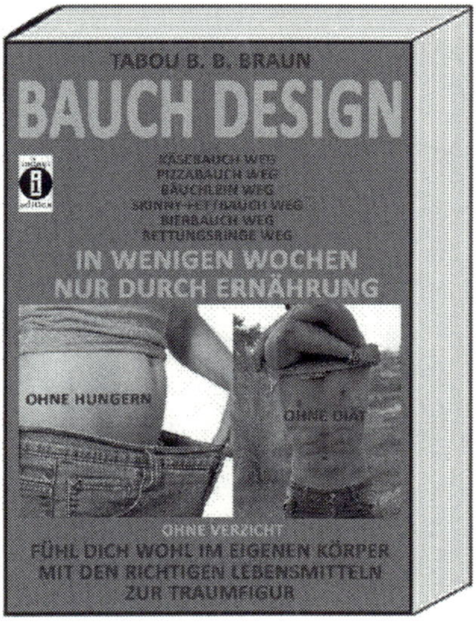
TABOU B. B. BRAUN
BAUCH DESIGN
IN WENIGEN WOCHEN NUR DURCH ERNÄHRUNG
OHNE HUNGERN
OHNE VERZICHT
FÜHL DICH WOHL IM EIGENEN KÖRPER MIT DEN RICHTIGEN LEBENSMITTELN ZUR TRAUMFIGUR

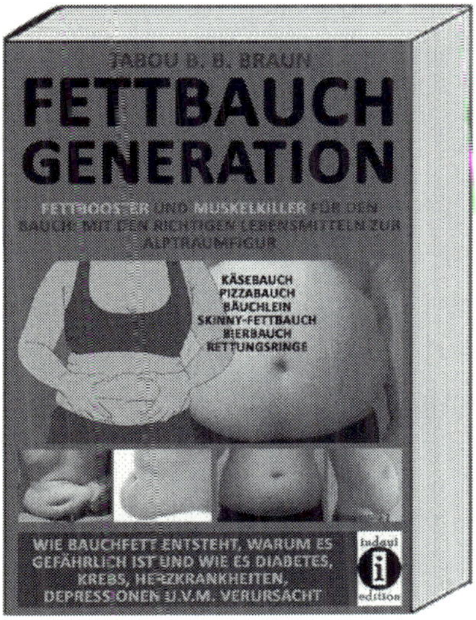
TABOU B. B. BRAUN
FETTBAUCH GENERATION
KÄSEBAUCH
PIZZABAUCH
BÄUCHLEIN
SKINNY-FETTBAUCH
BIERBAUCH
RETTUNGSRINGE
WIE BAUCHFETT ENTSTEHT, WARUM ES GEFÄHRLICH IST UND WIE ES DIABETES, KREBS, HERZKRANKHEITEN, DEPRESSIONEN U.V.M. VERURSACHT

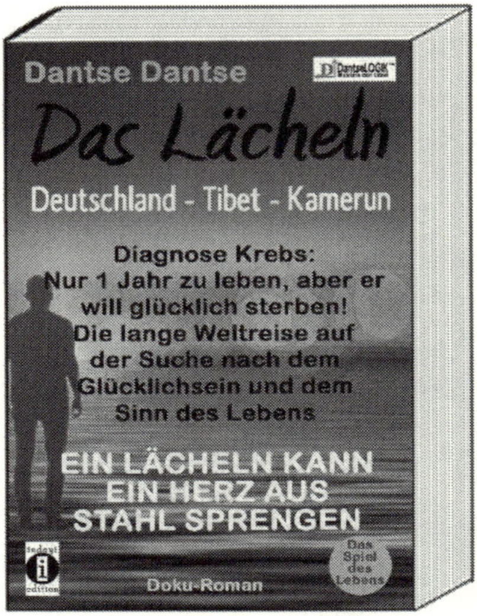
Dantse Dantse
Das Lächeln
Deutschland - Tibet - Kamerun
Diagnose Krebs: Nur 1 Jahr zu leben, aber er will glücklich sterben! Die lange Weltreise auf der Suche nach dem Glücklichsein und dem Sinn des Lebens
EIN LÄCHELN KANN EIN HERZ AUS STAHL SPRENGEN
Das Spiel des Lebens
Doku-Roman

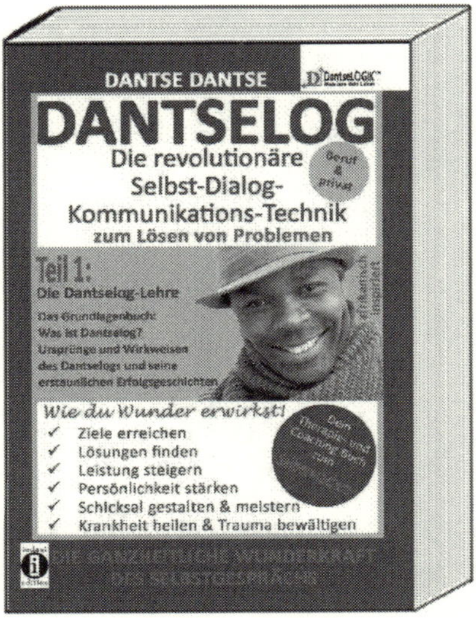
DANTSE DANTSE
DANTSELOG
Die revolutionäre Selbst-Dialog-Kommunikations-Technik
zum Lösen von Problemen
Beruf & privat
Teil 1:
Die Dantselog-Lehre
Wie du Wunder erwirkst!
Ziele erreichen
Lösungen finden
Leistung steigern
Persönlichkeit stärken
Schicksal gestalten & meistern
Krankheit heilen & Trauma bewältigen

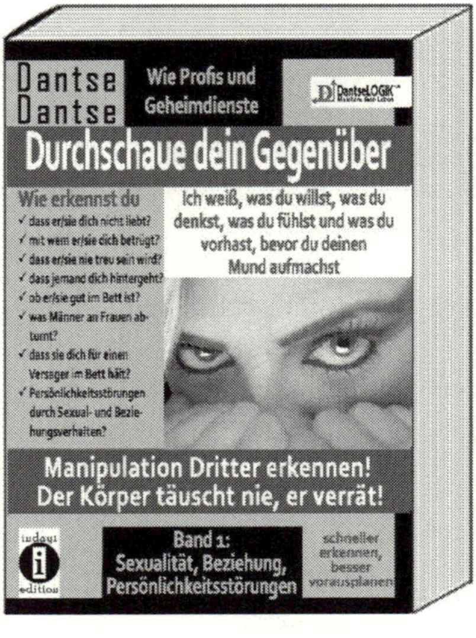
Dantse Dantse
Wie Profis und Geheimdienste
Durchschaue dein Gegenüber
Wie erkennst du
Ich weiß, was du willst, was du denkst, was du fühlst und was du vorhast, bevor du deinen Mund aufmachst
Manipulation Dritter erkennen!
Der Körper täuscht nie, er verrät!
Band 1: Sexualität, Beziehung, Persönlichkeitsstörungen
schneller erkennen, besser vorausplanen

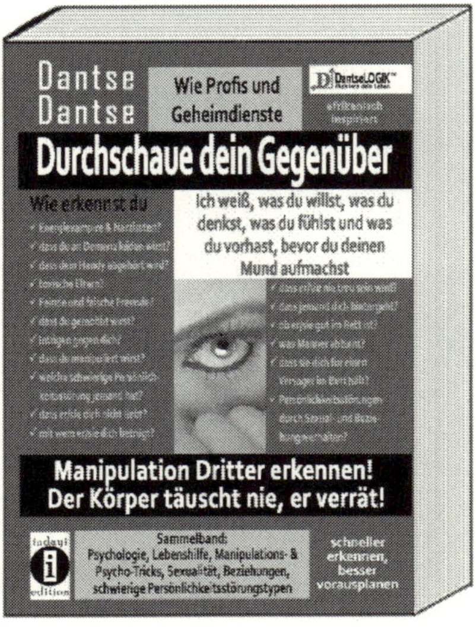
Dantse Dantse
Wie Profis und Geheimdienste
Durchschaue dein Gegenüber
Wie erkennst du
Ich weiß, was du willst, was du denkst, was du fühlst und was du vorhast, bevor du deinen Mund aufmachst
Manipulation Dritter erkennen!
Der Körper täuscht nie, er verrät!
Sammelband: Psychologie, Lebenshilfe, Manipulations- & Psycho-Tricks, Sexualität, Beziehungen, schwierige Persönlichkeitsstörungstypen
schneller erkennen, besser vorausplanen

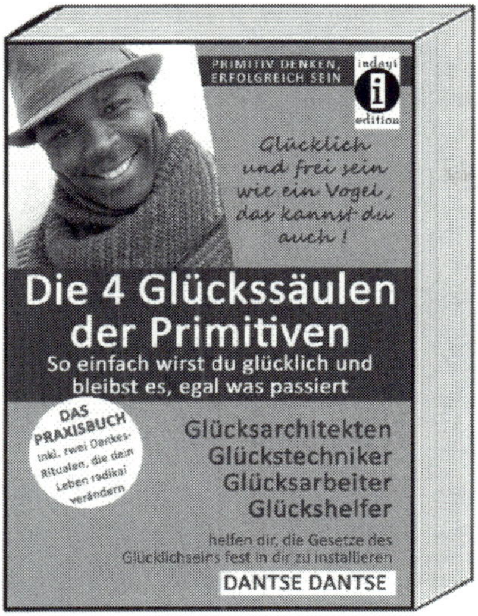
PRIMITIV DENKEN, ERFOLGREICH SEIN
indayi edition
Glücklich und frei sein wie ein Vogel, das kannst du auch!
Die 4 Glückssäulen der Primitiven
So einfach wirst du glücklich und bleibst es, egal was passiert
DAS PRAXISBUCH
Glücksarchitekten
Glückstechniker
Glücksarbeiter
Glückshelfer
helfen dir, die Gesetze des Glücklichseins fest in dir zu installieren
DANTSE DANTSE

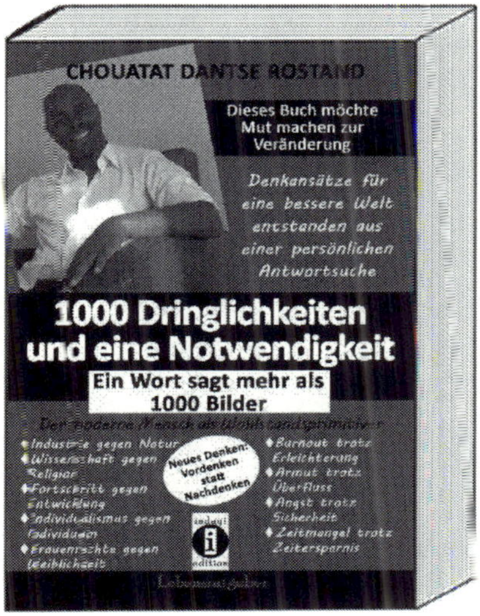
CHOUATAT DANTSE ROSTAND
Dieses Buch möchte Mut machen zur Veränderung
Denkansätze für eine bessere Welt entstanden aus einer persönlichen Antwortsuche
1000 Dringlichkeiten und eine Notwendigkeit
Ein Wort sagt mehr als 1000 Bilder
Neues Denken: Vordenken statt Nachdenken

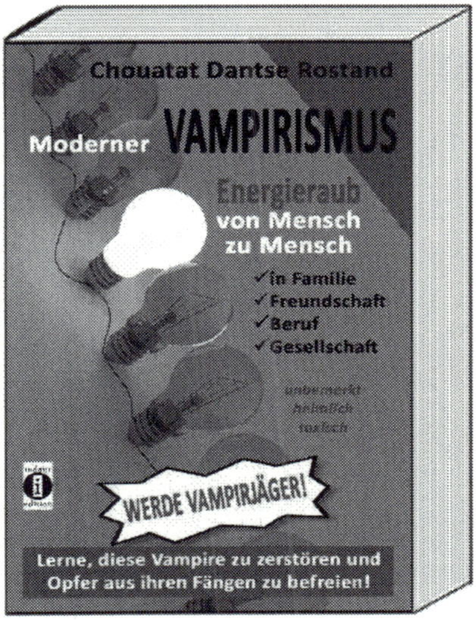
Chouatat Dantse Rostand
Moderner VAMPIRISMUS
Energieraub von Mensch zu Mensch
✓in Familie
✓Freundschaft
✓Beruf
✓Gesellschaft
WERDE VAMPIRJÄGER!
Lerne, diese Vampire zu zerstören und Opfer aus ihren Fängen zu befreien!

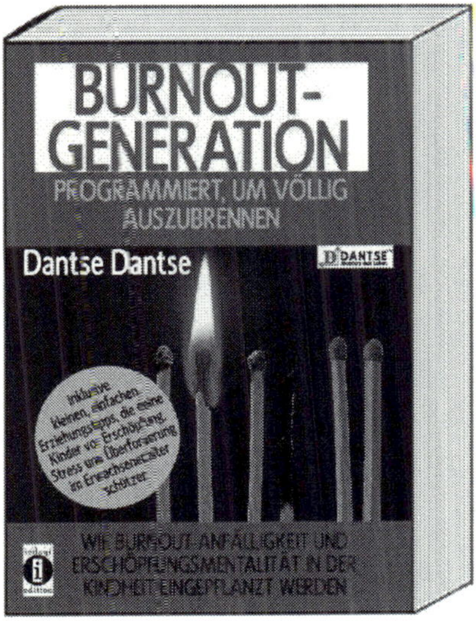
BURNOUT-GENERATION
PROGRAMMIERT, UM VÖLLIG AUSZUBRENNEN
Dantse Dantse
WIE BURNOUT-ANFÄLLIGKEIT UND ERSCHÖPFUNGSMENTALITÄT IN DER KINDHEIT EINGEPFLANZT WERDEN

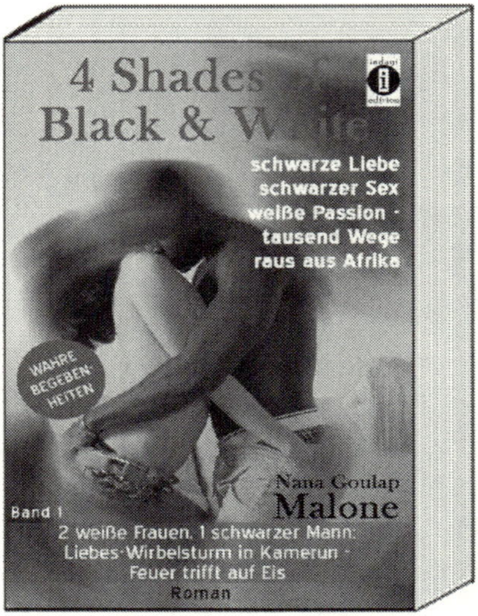
4 Shades
schwarze Liebe
schwarzer Sex
weiße Passion -
tausend Wege
raus aus Afrika
WAHRE BEGEBEN-HEITEN
Nana Goulap
Malone
Band 1
2 weiße Frauen, 1 schwarzer Mann:
Liebes-Wirbelsturm in Kamerun -
Feuer trifft auf Eis
Roman

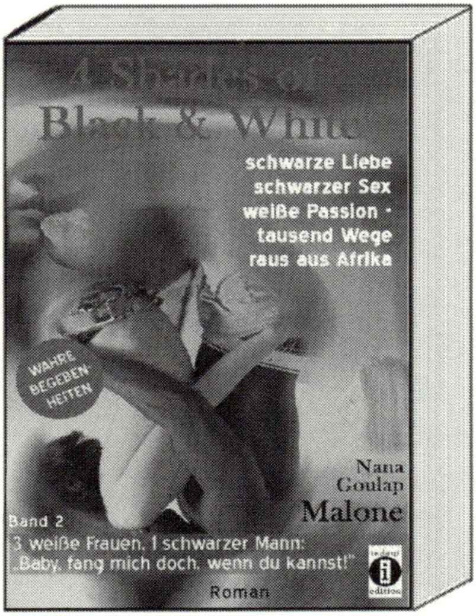
schwarze Liebe
schwarzer Sex
weiße Passion -
tausend Wege
raus aus Afrika
WAHRE BEGEBEN-HEITEN
Nana
Goulap
Malone
Band 2
3 weiße Frauen, 1 schwarzer Mann:
„Baby, fang mich doch, wenn du kannst!"
Roman

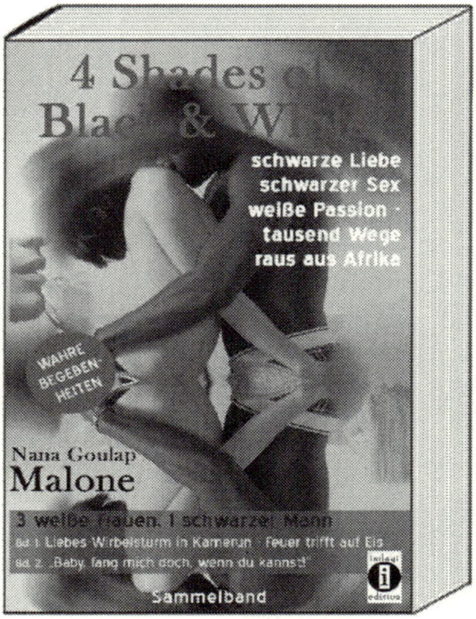
schwarze Liebe
schwarzer Sex
weiße Passion -
tausend Wege
raus aus Afrika
WAHRE BEGEBEN-HEITEN
Nana Goulap
Malone
Sammelband

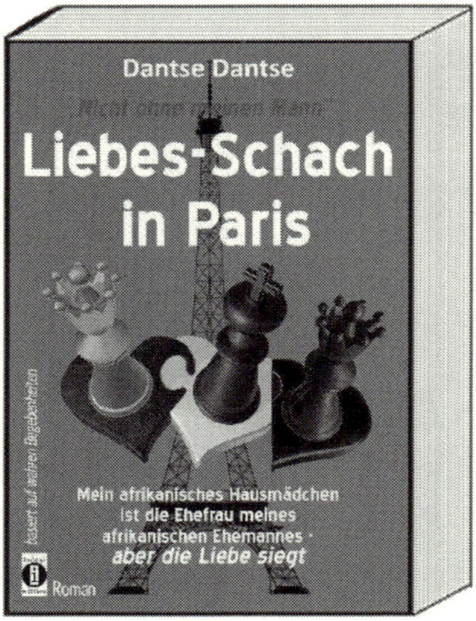
Dantse Dantse
Liebes-Schach
in Paris
Mein afrikanisches Hausmädchen
ist die Ehefrau meines
afrikanischen Ehemannes -
aber die Liebe siegt
Roman

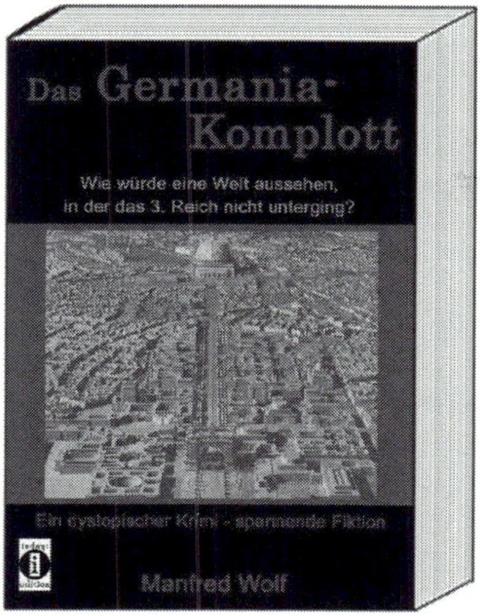
Das Germania-Komplott
Wie würde eine Welt aussehen, in der das 3. Reich nicht unterging?
Ein dystopischer Krimi - spannende Fiktion
Manfred Wolf

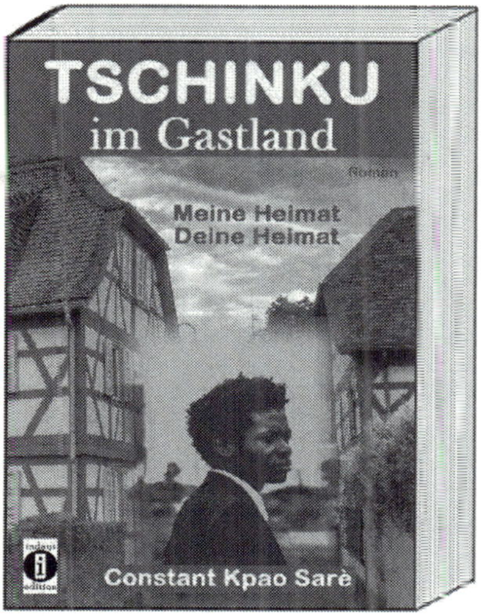
TSCHINKU
im Gastland
Roman
Meine Heimat
Deine Heimat
Constant Kpao Sarè

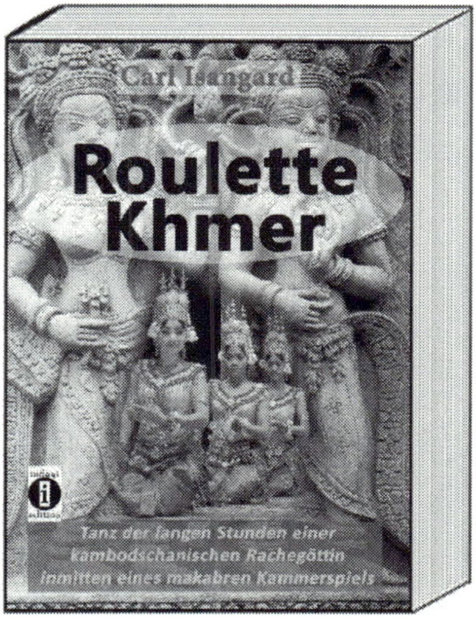
Carl Isangard
Roulette
Khmer
Tanz der langen Stunden einer
kambodschanischen Rachegöttin
inmitten eines makabren Kammerspiels

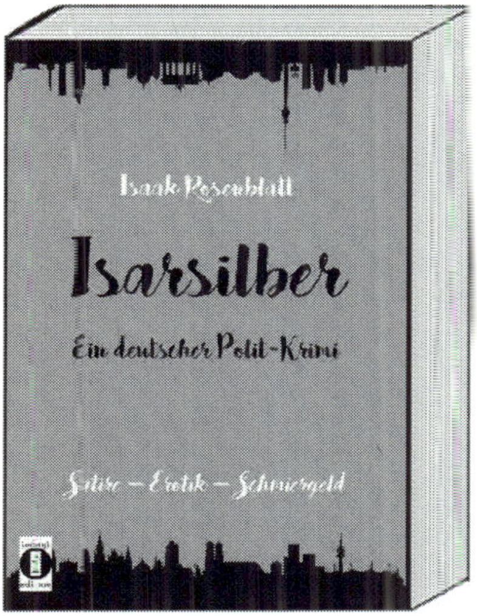
Isaak Rosenblatt
Isarsilber
Ein deutscher Polit-Krimi
Satire – Erotik – Schmiergeld

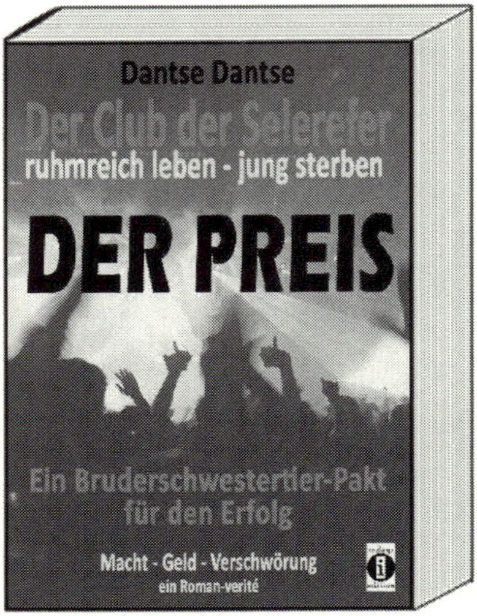
Dantse Dantse
Der Club der Selerefer
ruhmreich leben - jung sterben
DER PREIS
Ein Bruderschwestertier-Pakt
für den Erfolg
Macht - Geld - Verschwörung
ein Roman-verité

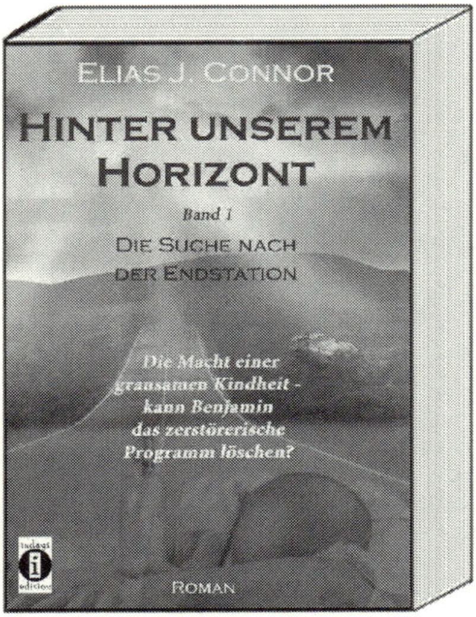
ELIAS J. CONNOR
HINTER UNSEREM
HORIZONT
Band 1
DIE SUCHE NACH
DER ENDSTATION
Die Macht einer
grausamen Kindheit -
kann Benjamin
das zerstörerische
Programm löschen?
ROMAN

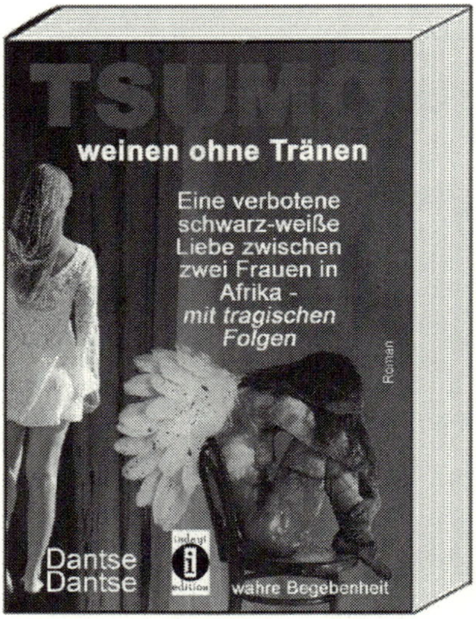
TSUMO
weinen ohne Tränen
Eine verbotene
schwarz-weiße
Liebe zwischen
zwei Frauen in
Afrika -
mit tragischen
Folgen
Roman
Dantse
Dantse
wahre Begebenheit

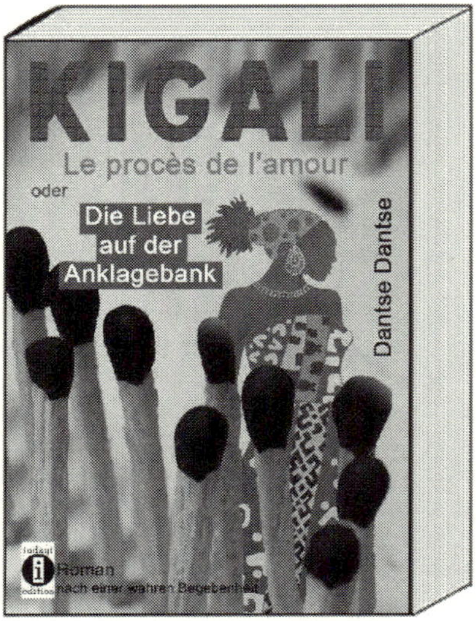
KIGALI
Le procès de l'amour
oder
Die Liebe
auf der
Anklagebank
Dantse Dantse
Roman
nach einer wahren Begebenheit

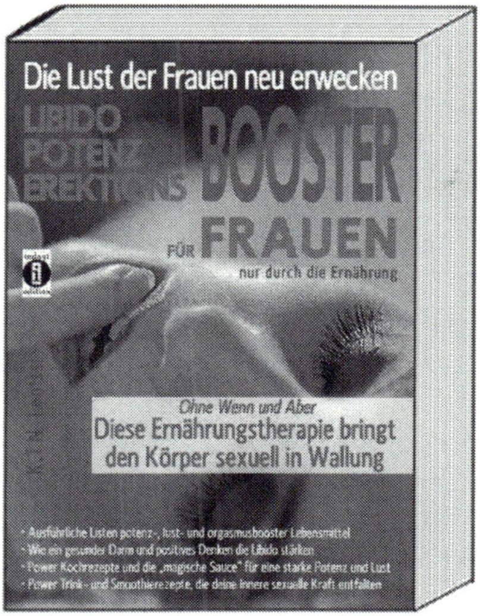
Die Lust der Frauen neu erwecken
LIBIDO
POTENZ
ERKTIONS
BOOSTER
FÜR FRAUEN
nur durch die Ernährung
Ohne Wenn und Aber
Diese Ernährungstherapie bringt den Körper sexuell in Wallung
- Ausführliche Listen potenz-, lust- und orgasmusbooster Lebensmittel
- Wie ein gesunder Darm und positives Denken die Libido stärken
- Power Kochrezepte und die „magische Sauce“ für eine starke Potenz und Lust
- Power Trink- und Smoothierezepte, die deine innere sexuelle Kraft entfalten

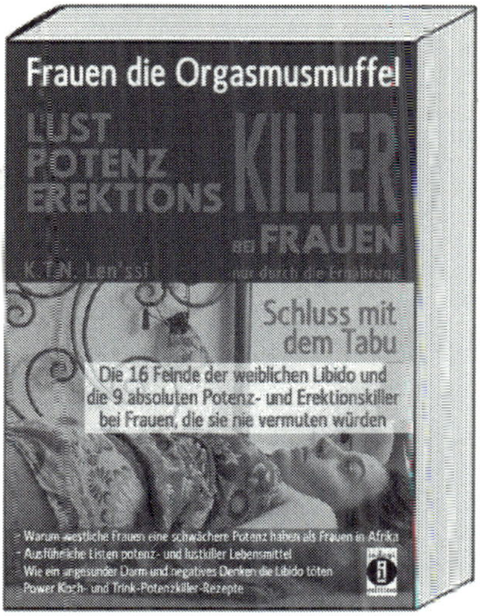
Frauen die Orgasmusmuffel
LUST
POTENZ
EREKTIONS
KILLER
BEI FRAUEN
Schluss mit dem Tabu
Die 16 Feinde der weiblichen Libido und die 9 absoluten Potenz- und Erektionskiller bei Frauen, die sie nie vermuten würden
- Warum westliche Frauen eine schwächere Potenz haben als Frauen in Afrika
- Ausführliche Listen potenz- und lustkiller Lebensmittel
Wie ein ungesunder Darm und negatives Denken die Libido töten
Power Koch- und Trink-Potenzkiller-Rezepte

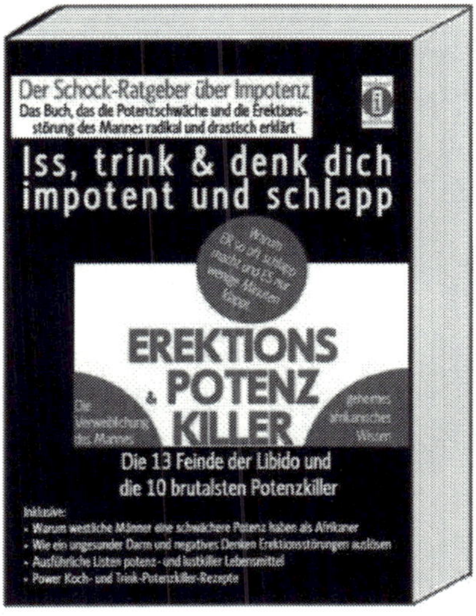
Der Schock-Ratgeber über Impotenz
Das Buch, das die Potenzschwäche und die Erektionsstörung des Mannes radikal und drastisch erklärt
Iss, trink & denk dich impotent und schlapp
EREKTIONS & POTENZ KILLER
Die 13 Feinde der Libido und die 10 brutalsten Potenzkiller
Inklusive:
- Warum westliche Männer eine schwächere Potenz haben als Afrikaner
- Wie ein ungesunder Darm und negatives Denken Erektionsstörungen auslösen
- Ausführliche Listen potenz- und lustkiller Lebensmittel
- Power Koch- und Trink-Potenzkiller-Rezepte

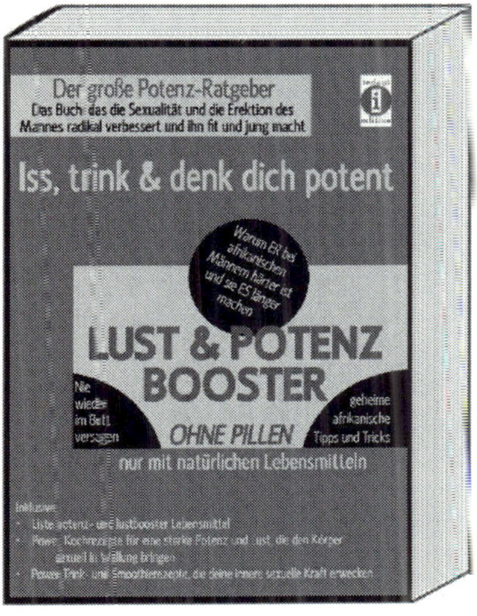
Der große Potenz-Ratgeber
Das Buch, das die Sexualität und die Erektion des Mannes radikal verbessert und ihn fit und jung macht
Iss, trink & denk dich potent
LUST & POTENZ BOOSTER
OHNE PILLEN
Nie wieder im Bett versagen
geheime afrikanische Tipps und Tricks
nur mit natürlichen Lebensmitteln
Inklusive:

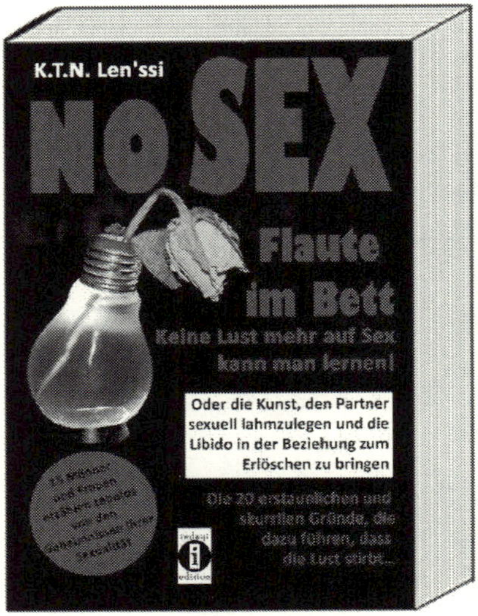
K.T.N. Len'ssi
NoSEX
Flaute im Bett
Keine Lust mehr auf Sex kann man lernen!
Oder die Kunst, den Partner sexuell lahmzulegen und die Libido in der Beziehung zum Erlöschen zu bringen
Die 20 erstaunlichen und skurrilen Gründe, die dazu führen, dass die Lust stirbt...

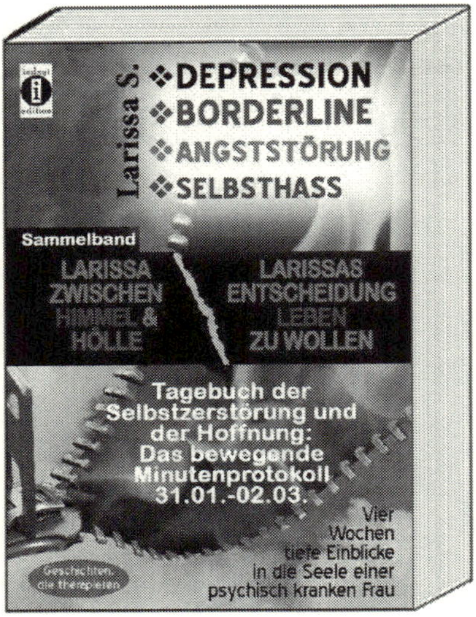
Larissa S.
❖DEPRESSION
❖BORDERLINE
❖ANGSTSTÖRUNG
❖SELBSTHASS
Sammelband
LARISSA ZWISCHEN HIMMEL & HÖLLE
LARISSAS ENTSCHEIDUNG LEBEN ZU WOLLEN
Tagebuch der Selbstzerstörung und der Hoffnung: Das bewegende Minutenprotokoll 31.01.-02.03.
Vier Wochen tiefe Einblicke in die Seele einer psychisch kranken Frau
Geschichten, die therapieren

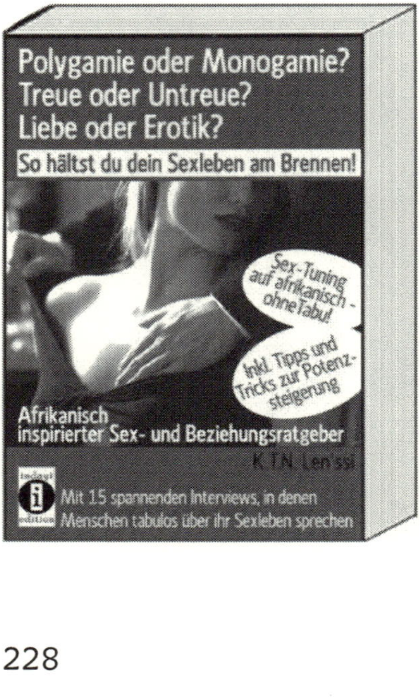
Polygamie oder Monogamie?
Treue oder Untreue?
Liebe oder Erotik?
So hältst du dein Sexleben am Brennen!
Sex-Tuning auf afrikanisch - ohne Tabu!
Inkl. Tipps und Tricks zur Potenzsteigerung
Afrikanisch inspirierter Sex- und Beziehungsratgeber
K.T.N. Len'ssi
Mit 15 spannenden Interviews, in denen Menschen tabulos über ihr Sexleben sprechen

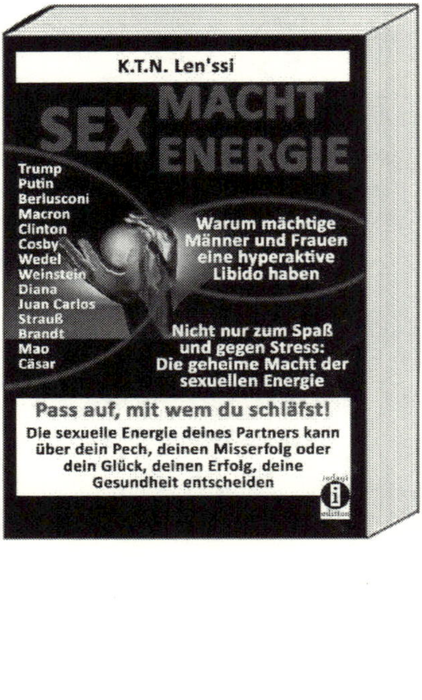
K.T.N. Len'ssi
SEX MACHT ENERGIE
Trump
Putin
Berlusconi
Macron
Clinton
Cosby
Wedel
Weinstein
Diana
Juan Carlos
Strauß
Brandt
Mao
Cäsar
Warum mächtige Männer und Frauen eine hyperaktive Libido haben
Nicht nur zum Spaß und gegen Stress: Die geheime Macht der sexuellen Energie
Pass auf, mit wem du schläfst!
Die sexuelle Energie deines Partners kann über dein Pech, deinen Misserfolg oder dein Glück, deinen Erfolg, deine Gesundheit entscheiden